越自然越抗癌

清細胞，找回自癒力

以愛抗癌，啟動一個全新的自己

韓柏檉——著

推薦序

健康的思想家、哲學家及執行者

　　認識韓柏檉教授超過二十年，在課堂上，他是個備受學生敬愛的老師；走出教室，他是個關懷社會的人道實踐者，國內第一家無菸餐廳就是他奔走多年下設立的。而在罹癌十年後的今天，他無私分享自己成功抗癌的經驗，點燃無數癌友希望之燈，無異是國內最積極正向的癌症病人，也是活菩薩。

　　近年來，醫療科技發展日新月益，癌症卻依舊是讓很多人望而生畏的「絕症」，有些人甚至諱疾忌醫，不敢面對罹癌的事實，韓教授卻積極面對，先是手術切除近20公分的肝臟腫瘤，當癌細胞轉移到肺部時，毅然服用標靶藥物，再接受數十次的化學治療及放射治療，之後又進開刀房切除另一顆肝臟腫瘤。短短三、四年間，他幾乎經歷過癌症病患所能接受的所有治療，肉體的折磨及心理的煎熬可想而知，他卻挺了下來，甚至還藉由各個機會分享抗癌經驗，為成千上萬癌友加油打氣。

　　這種推己及人的情操令人動容，而他十年抗癌經驗更是千金難買的瑰寶。深入了解韓教授的抗癌歷程，不難發現保持身心靈的恆定，永遠抱持積極樂觀的正向心態，絕對是戰勝癌細胞的不二法門。他曾說，每一個罹癌的人，心中都可能有一個不可原諒的人，無法擺脫怨、恨、煩的糾纏，日日月月，歲歲

年年，終至鬱積在內而發病。

　　也因此，走過十年抗癌省思之路，他豁然樂觀的自我轉型，明白以前是個學者、教授，罹癌後已搖身一變為健康的思想家、哲學家及執行者。他很清楚地告訴所有癌友，終日對抗的不是病痛，也不是癌症，而是自己經年累月養成的個性、習性、慣性及惰性，只要有心改變自己過往的執著，健康就會在身邊。

　　這十年來，韓教授也深刻了解到抗癌不完全是一個人單打獨鬥的事，而是要匯集大家的經驗及智慧才能克竟全功。以他來說，直到今天還能健健康康地活著，來自於很多人對他伸出援手，給他很大的幫助。他向癌症存活者學習，如今他轉過身來，以另一名癌症存活者的身份，著書分享這十年來抗癌的些許心得，這無非是要回饋，要讓更多人能夠挺過罹癌後的恐懼、心慌、憤怒和失望，重燃他們的信心，戰勝癌症，找回健康。

李祖德
前臺北醫學大學董事長

推薦序
越自然越抗癌：
對生命的永續堅持

　　韓教授是我在北醫 二十多年的同事。2008 年 4 月他罹患肝癌開刀，十多年來看到他雖然經歷不同的治療，包括手術、化療、放療、標靶治療，甚至轉移到肺部復發等身心痛苦，但他一路都挺了過來，而且越發的健康與充滿活力。

　　8 年前，韓教授除了教職，同時擔任臺北醫學大學進修推廣處的處長，能身負如此重任，一定是除了醫療之外，也找到不少健康促進 與自我療癒的方法。《降癌 18 掌》一書中詳細的分享這 10 年來他是如何從心出發，願意改變，進而從生活中落實情緒、心情的調整與管理，運動練功的精進，研發營養均衡的舒食輔助，以及各種對身體恢復健康的大小方法，書中毫不保留地敘述每一個細節與每一段故事的緣由，這對現在正在與病魔對抗，或想要預防疾病，甚而保有年輕活力的讀者，都極具參考價值。 換言之，《降癌 18 掌》整體介紹身、心、靈與相關生活態度，有非常詳盡的分享！

　　《降癌 18 掌》在市場上也幫助了不少癌友與家屬，也引起很多讀者的感動，更增加了對韓教授的認可與信賴。出書以來，韓教授受到許多癌友的鼓勵，希望將這 4 年來所經歷的新的體

驗與感悟再分享出來，所以有了重新修訂的想法，終於在 2023 年開春，很高興韓教授又要出新書了，新書書名《越自然越抗癌：清除癌細胞找回自癒力，以愛抗癌，啟動一個全新的自己》。

　　一位從地獄走出來的癌友，他的觀點與做法，讓生命回到初始的自然生活之中。大道至簡，道法自然是本書的核心價值！也呈現對生 命意義的永續堅持。這的確是一本淺顯易懂而且實用的防癌、抗癌操作手冊，推薦給大家！

林建煌
臺北醫學大學校長

推薦序
你也可以做到的抗癌奇蹟！

你一定很驚訝台北醫學大學的韓柏檉老師的抗癌路程是如此驚奇曲折，生命的道路同時遇上坍方、橋崩、土石流卻能關關過關。你一定很好奇韓老師到底做了什麼偉人級的事情，能克服 19 公分巨大腫瘤的傷害，克服痛苦的化放療程副作用，克服致命的移轉復發？

腫瘤醫師說癌症已經是現代社會普遍的慢性病。只是這個慢性病是以生死相許。癌症上身讓人驚恐，雖然現代癌症治療技術進步，每一種都有對應的標準 SOP 療程，但是治療預後結果卻大大不同。韓柏檉教授是我的癌友，也是我的導師，在韓教授身上看到最佳預後結果，當年主治醫師預計只有三個月的生命，韓教授打破大數據的統計資料，超過你我的經驗法則，創造了生命的奇蹟。

我拿到原稿，立即在第二天前往紐約飛機上一口氣看完，從韓教授療癒復原的文字，明白神奇的療癒結果，不是天上掉下來的禮物，背後有很多恆心堅持，改變相信，認錯悔改的力量，引領韓教授創造全新的自己。

第一個發現是相信的力量，相信集眾方力量一定可以找到生命出路。相信現代醫療科技醫護團隊的力量，相信至親照顧

力量，相信心中的宗教信仰力量，相信自己並不是孤單面對挑戰。不要放棄任何機會，不要將偏方神藥取代主流醫藥治療，不要將治療和療養次序顛倒。按步就班，「相信」的力量會出現。

在韓伯樫教授身上看到「改變」的力量。癌細胞不是外來的細節病毒，是我們自體細胞的變異，算得上是我們的親骨肉，我們過去的生活型態一定提供了適合癌細胞成長的環境，我們必須改變作息、飲食、運動習慣。韓老師提到：「我們無法用相同的自己，得到不同的未來」，韓教授和幼香老師多年來倡導健康蔬果汁，舒食料理，氣功泡腳，靜坐讀經，種種韓氏獨門祕訣，幫助改變生活方式。我試用了蔬果汁，感覺身體就輕盈起來，我試了太極拳，每次練習完畢通體舒暢，冰冷手腳也暖和起來。我也開始好油多蔬果簡單原味的舒食料理，身體會告訴你，改變的力量。

最困難的是認錯悔改，韓老師有很深體悟，文字詳述。很多研究報告顯示，癌細胞發生和情緒、壓力、傷痛，個性有密切關係，要我反省自己人生中不堪的難處，悔改執拗剛愎的個性。談何容易。尤其曾經在事業上有些許成就，莫名的自信，成功的光環，讓人執迷不悟，生病之後才明白，自己身上濃濃的負能量，充滿怨恨的傷痕，都是病源，韓伯樫教授說「對人與事也要真誠感恩，懺悔之後的感恩，更具力量。讓自己變得柔軟順從與接受，不要抗拒、不要糾結，試試看讓自己臣服」。基督教的教義中也強調謙卑，認錯，原諒，悔改和感恩。心中的壘塊城牆，因著認錯悔改原諒感恩都能打開弭平。內心沒有

壘塊城牆是何等幸福快樂！

　　韓伯樫教授無私分享抗癌歷程，詳述療癒方法，每一個方法都是做得到的，在書中你發現，改變生活，翻轉生命是可以學習可以複製的。可以走出新的面貌，我們不必被壞習慣，被病痛，被情緒，被負能量挾制！

俞國定
寫於紐約返台的飛機上。
數位轉型學院 (Facebook) 創辦人
大師輕鬆讀創辦人

推薦序
果汁王子的「改變」
與「赤子之心」

　　韓柏檉老師是全台灣最會打果汁的男人正確無誤。

　　我們節目製作團隊私下封他為「果汁王子」。幾年前初次見面，節目外拍時，請老師做一道薑黃料理，韓老師不慌不忙，非常有節奏的將香蕉切成片，將薑黃粉灑進白米中，再加點調味料。不久，香噴噴的薑黃料理餐已端上桌，視覺與味覺兼具。

　　節目播出後，眾多觀眾來信，請問：「韓老師的養生蔬果汁，到底有幾種蔬果呢？」果汁王子其實沒有給正確答案，意思是「看你，都可以。」瞭解了！其實打果汁並不一定要限制自己的意念，無需框架，這不是考試。只要方向與態度對了，這節奏，也就正確了。這是我在韓老師身上學到的事情——打果汁與人生態度。

　　幾次與韓老師錄影，老師分享自己的抗癌過程，都是毫不保留侃侃而談。深切體會，老師想將自己過去罹癌可能犯的錯，透過節目傳播，分享給大家。

　　「聚焦 2.0」節目也曾訪問過許多位罹癌，抗癌成功的知名人士，幾乎與韓老師的提醒都是一樣，就是「心境」。生病前與生病後最大的不同是「改變」。

　　我在韓老師身上看見，他是一位非常能夠接受新事物的新時代男性。例如：養生方法，只要想得出來的，他都願意試。拿著道具往身上輕敲拍打，疏通身上經絡，有做總比沒做好。懺悔金剛坐，韓老師也曾在節目上示範，他是如何透過心靈的懺悔，放下，與原諒，帶上肢體運動，完成金剛坐。再加上打果汁，做菜紓壓，運動。一杯咖啡一杯茶，一顆葡萄，都能讓他處之泰然。韓柏檉幾乎是家庭主婦最好的朋友。

　　非常開心聽到韓老師要再度出新書。他要將這本書送給在天上的另一半。其實，在師母的告別式上，那一天，遠遠的，在台上，聽到韓老師大女兒說，為了挽救媽媽的生命，爸爸什麼方法都試過了……那一幕，讓許多人留下不捨的眼淚。韓老師自己走過抗癌路，也陪最愛的太太走過相同的路程，他們辛苦！兩個女兒聰明懂事，全程陪伴。這一家，無疑是一本字典。許多對抗疾病的過程，他們非但經歷，勇敢面對，同時願意說出來，讓更多人解惑。因此，能將此經歷出書，與鐵粉分享，無疑是一份福音。

　　我推薦這本好書，我自己製作醫療健康節目發現，無論學歷多高，收入多高，在疾病面前，多半是無助。找對醫師，找對復健養生法，與健康的態度，何等重要。

　　套用這本書，我最喜歡的一篇章節「時間花在哪，健康就在哪裡」。一起努力囉。

　　再次恭喜果汁王子韓老師出新書！永保赤子之心。

新聞主播 **高文音**

推薦序

很值得閱讀的一本書，
韓教授發大願助人的真實分享

　　認識韓柏檉教授也有七八年了。我們在多處練功、癌友關懷、以及禪修共修等團體見面認識。

　　韓教授有許多粉絲，很多人都喜歡他，不同年齡、不同階層的人都喜歡他，因為他很幽默、平易近人，他有求必應，只要能做到的他都會說好，願意主動付出，給出別人的需要。他行事從容、不急躁、不給別人壓力，因此給人安定的力量。

　　韓教授十年抗癌抗病有成，他有實驗的精神，願意嘗試不同的事務，願意親身體驗，找到適合自己的方法，並持之以恆，可能是成功的關鍵。

　　這本書分享他抗癌的親身經歷，包括身心靈多面向的體驗，也包括飲食、排毒、運動、練功等生活習慣的改變，還有生活態度的改變，如知足常樂、為善最樂，認錯、懺悔、不怨人、感恩，相信、信仰，發大願助人等。這是很值得閱讀的一本書，不只癌友、亞健康甚或健康人都值得參考，選擇自己認同的部份去長期體驗。唯有改變習慣和態度，才可能有不同的人生。

　　自己因為「幸福喜樂樂（原福代代）」環保愛地球愛自己愛家人的推廣因而有更多的互動，也讓我對韓教授，受人喜歡的人格特質有更多的了解，也才更認識自己不善言語和表達的弱點，韓教授是我很好的學習的榜樣。

前工研院董事長　蔡清彥

推薦序
用生命書寫感動

　　拜現代醫學進步之賜，過去許多難治之症，如今只要經過適當治療，都可能成為可與之和平共存的慢性病，患者幾乎能像健康人一般來去自如生活。隨人類基因圖譜、各種致病機轉的神祕面紗陸續被揭開之後，將來人類甚至可以期待，在疾病發生前防範未然。然而，這是否意味著人們能夠從此自疾病的桎梏中解脫？仍是一個疑問。

　　現代醫學透過科學方法，嘗試釐清各種致病因，像是微生物、細菌、病毒及化學物質失衡，發掘可與之抗衡的藥物和治療法，雖然幫助人們了消除諸多痛苦症狀，但是現代人過得不見得比古人更快樂、心靈更富足，反而落入憂鬱症、文明病反覆發作的惡性循環當中。

　　當然，醫學科學家並非對此視而不見，越來越重視心理健康與生理健康的交互作用。研究者發現每天開懷大笑，可以活化免疫系統自然殺手細胞，就是一例。這也正是為什麼公共衛生學者鼓勵大眾均衡飲食、適度運動、保持心情愉悅、積極與人群互動，而非靠吃藥打針來維持健康的原因。每個人都應該做自己健康的主人，而非不當的糟蹋自己身心健康之後，再祈求醫師神救援。

　　韓柏檉教授多年抗癌累積豐富經驗，從中反覆思辯，得到抗癌的真諦「不是抗癌，而是對抗自己經年累月的個性、習性、慣性與惰性」。將自己從抗癌成功者那裏習得的行動力及思維，親身試驗結果獲益良多的飲食選擇、心靈禪修等，化作簡單易懂可操作的文字，與眾生結緣，相當值得一讀。

　　諾貝爾文學獎得主、愛爾蘭劇作家蕭伯納（Bernard Shaw）在哲理喜劇《人與超人（Man and Superman）》中有句膾炙人口的名言說：人之所以睿智，不在經驗多寡，還得看你領受得了多少（Men are wise in proportion, not to their experience, but to their capacity for experience）。我相信此時此刻，用來形容幾番與病魔交手歸來，「用生命書寫感動」的韓教授，再貼切不過。盼望大眾能藉由此書，獲得健康、生命的圓滿智慧。

閻雲
前臺北醫學大學校長

生命無助時，
感謝韓教授的關懷與分享

　　當生命遇到意外，能即時伸出援手的是真正的貴人。

　　好幾次在病痛纏身的過程中，因為韓教授的提點幸運的獲得解脫，有幸在這本書付梓之前親自聆聽韓教授講述這些抗癌養生的過程，重獲健康的此刻，再次細讀文章裡的每一個文字有更深刻的感受，這本書紀錄的絕對不只是韓教授對抗病魔的點滴心得，更像是一趟歷經生命的旅程，不只是身體的、心理的、更是面對靈魂的真實體驗。

生病並不可怕，只有相信才有機會重拾對抗病魔的力量；

身心靈的自由是生病給我的禮物，

韓教授則是遞送這份禮物的使者，

當生命無助時，能有韓教授無私的分享與關懷是幸運的事，

這本書的出版一定會讓更多人像我一樣幸運的離苦得樂，

感謝韓教授，更樂於向所有朋友推薦這本好書。

樊欣佩律師 Fendi

推薦序

癌症怕他，
抗癌的秘密他全說出來了

　　自從於醫學大學任教後，對於健康這件事似乎更加用心。經常性的搜尋及閱讀有關健康、保健及醫療等訊息，尤其令我印象深刻的是韓柏檉教授的一句話：「沒有慧根，要會跟。」對！就是這股向專家學習的精神，讓我十分佩服韓教授的睿智與奮鬥不懈的精神。

　　根據統計衛生福利部統計台灣 106 年十大死因第一順位就是惡性腫瘤，各位抗癌鬥士或是想要促進健康的朋友，在本書中，韓博士將他十年的抗癌經歷與執行方法，包括心境調適、營養補充、排毒飲食、靈療的神助、練功都詳盡和大家分享。除了使用的果汁機、營養補充品品牌沒說之外，重點都寫出來了，癌症怕「他」韓教授把抗癌的秘密全數說出來，只要跟著本書實踐「會跟」的能力及堅定執行意志，相信我們都會更健康的，推薦給您。

謝邦昌 敬上
輔仁大學副校長

自序

只有以生命寫的書 才能感動人
——獻給在天堂的太太幼香

　　這本書原本有兩位作者，我與太太幼香，也是我們約好的第三本書。裡面的故事、經歷與執行，都在她的同意、支持、鼓勵與默默付出下得以換來寶貴的成果。

　　十年抗癌，她陪我走過八年，後兩年她自己卻也罹癌，角色互換，卻也救不了留不住她，是我此生最大的遺憾與挫敗。由被照顧者變成照顧者，完全是另一種情緒與思維模式，病情一度樂觀，最後仍不敵病魔。雖然大家心中有數，卻說不出話來，怕我難過的話自己往肚子吞，欲言又止。臨走前幾天，她對朋友說，最放心不下的是我對她的內疚，因為我用盡全力與辦法仍無法從死神處救回來的自責與內疚。當下，我淚如雨下，那種感受已非言語與筆墨能形容。人生至此，剩下的就是愛與感恩。

　　一人繼續走下去，一年來不敢想太多，一想起，分秒都是淚水與不捨，但是埋在心中的多。擦乾眼淚，面向陽光與人群，隨時想想她，也是一種幸福，雖然伴隨著的是相思淚水與無盡的後悔與感恩。

天上人間 永生至愛

一早就醒了，實在睡不著，
看著臉書大家的回應，
眼淚如壞了的水龍頭般，
毫不費力地說流就流如雨下。
原來這就是，
感覺、感情、感動、感恩與感慨的汁液，
這需要大徹大悟，身心皆通。
自然，心念到那裡，眼淚就往那裡，
原來，太太幼香又給了我精進的功課，
生死走過才有的經驗與體悟，
走過我的生死不算什麼，
加上她的身教言教的示現，
我才「真正」懂，
什麼叫做「懺悔、感恩與愛」，
它與眼淚的質與量成正比，
這就是力量的泉源。
她離世前幾天我帶著新領帶到醫院，
請太太幫我打好，我再戴上。
我知道這是最後一次了，
幾十年來，我的領帶都是她打理的，
因為我不會，也不想會，
人生全新的體悟，我將把眼淚化為大愛……

新版自序

我點燈，我先行，給人希望

　　我為什麼要繼續寫書？因為要給人點燈、給人希望，書中記錄、敘述了我這 14 年來從病痛地獄中走出來的過程。

　　包括生活中的點點滴滴，範圍廣泛到整個生命與身心靈，只因為他們的聲音我聽到了、看到了……

S 小姐來信：

　　韓教授您好、我是來自馬來西亞，乳腺癌第一期，手術和電療了，現在口服控制藥物，感恩讓我遇見你，就如您說的是緣份，聽了您和癌友的分享，讓我心寬了些許，現在的我還在學習不執著和放下，不容易啊！江山易改、本性難移。現實生活壓力、取捨，之間是需要多大的勇氣，我還在爭扎中，擔心自己的病情加重，擔心沒工作後日子怎麼過，柴米油鹽醬醋茶的瑣碎事情，我目前的工作壓力是蠻大的，的確想要放下，但提不起勇氣，太多掛念，可能業障深重，阻礙著我前進。加油加油吧！謝謝教授的分享、祝健康平安。

L 先生來信：

　　韓教授你說很好，我一直都在重複聽你的演講，你太棒了，

天天在看你的講座，您的視頻我也會分享給別人，現在我想聯繫韓教授很需要你的幫忙，我想找韓教授聯繫電話號碼，可以嗎？

D 先生來信：

韓教授您好，我是個腫瘤患者。我可以和您私聊嗎？怎樣聯繫您。非常感謝！

L 小姐來信：

韓教授您好，我也是癌症病人，我一直在看您的視頻，學到了很多知識，更懂得感恩，也學會了應該愛自己愛別人。感謝您的無私奉獻。請問韓教授活力養生粉在那裡能買到？謝謝！

Y 先生來信：

您好韓先生：我是腸癌轉肝晚期的患者。醫生說如果肝切除不理想可能就 2 ～ 3 年存活了。我很放不下年邁的父母和幼小的孩子！我很希望可以活！自從知道是癌症晚期後就上網看到了韓老師，我就去買了薑黃素現在煮飯時放一小茶勺煮。就是一天都可以吃多少呢？可以把保健品照片發出來嗎？

看到了這麼多朋友的回饋、期待與支持，就讓我們一起來分享健康、傳播愛與希望吧！

目錄
CONTENTS

Chapter 1

生命中意外的禮物—癌症

Chapter 7

遠離疾病，一切都從改變開始

Chapter

01

生命中意外的禮物
——癌症

01 / 老天爺給了我難過的六關，只過了五關

　　我一出生就是 B 型肝炎帶原者，在 30 歲時就曾因急性肝炎而住院一個月，後來經過中醫調理才逐漸恢復正常，自此之後就很注重身體保健與養生，總之年年健康檢查，資料只要保持在一定標準內就安心了。

　　自己注重飲食也吞了很多的營養補充品，一邊吞也一邊充滿不確定感，這樣的預防到底有沒有效果？自己這麼做到底對不對？吃這些營養品，到底算吃太少還是過多？目前坊間資訊似是而非、莫衷一是，總之自己儘量做到自己能做的就是。

　　一年年過去，內心開始怠惰，就把檢查的事給忽略了，直到 2008 年初開始覺得身體不舒服，卻也沒有積極看診治療，而是抱持逃避的心態。我以前到醫院量血壓一定都是高的也就是「白袍症候群」，本來血壓正常，一到了醫生面前就緊張，血壓就高起來了，所以很不喜歡去醫院做檢查。很多人面對這樣的事情很正面，但也有人是負面思考，會逃避、往負面想，我就是那種會往負面想、會害怕的人。長年下來，不斷接觸到肝炎、肝硬化、肝癌這些字眼，其實是一直活在恐懼不安當中，

總擔心不知道哪天地雷會爆發。

發現腫瘤，從逃避到正視

到了 2008 年 4 月，發現人變瘦、胃口變差，肚子有些不舒服，隱約知道身體有狀況，心情惡劣、恐懼到了極點，家人也不斷催促我去檢查，可是還是不想面對，內心不斷交戰，這樣拖拖拉拉又過了一、兩個月，每天恐懼不安，最後還是面對現實去照超音波，當下一照腫瘤竟達 19 公分！連醫生都說：「從沒看過這麼大的。」

當下就像被宣判了死刑，那時心情很糟，然而也無從選擇，就聽從醫生怎麼說就跟著怎麼做，開始一系列檢查，治療刻不容緩，從確診到開刀不過一星期時間。當時主治醫生主張先栓塞，把大血管塞住再開刀；外科醫生為我的噩耗開了一扇窗，他看病灶的位置好像應該可以開刀切除，告訴我若一切順利的話，還是有機會可以活下來。

這場手術切掉我重達 2 公斤的肝臟與腫瘤，所幸開刀順利，當我被從手術房推出來到清醒，人終於鬆了一口氣，第一個念頭是：「原來我還活著。」對未來還是充滿希望，當時就抱持著趕快出院、好好休養。開完刀後心情雖然比較穩定，但還是相當恐懼，只要上網查什麼存活率、復發率等等，光看那些內容心情都會變得無比低落沮喪，現在想想，若可以重來一次就不要去看那些，因為每個人的狀況都不同，看那些資料對自己的病況並不一定有幫助。

　　出院前有醫生建議繼續化療，避免後續復發可能性；也有醫生主張不要化療，因為當時身體已經夠虛弱，再化療下去就沒有生活品質可言，最後我的主治醫生傾向不要化療。我心想可以不要化療當然最好，就歡喜出院了。

　　出院3個月後，身體正逐漸恢復當中，但血檢數字不太妙，資料一直往上走，又開始一連串檢查。這正是老天爺給我的第二關，癌細胞轉移到肺！當時心情很無奈，心想既然發生了也是沒辦法的事，就去面對吧，肺上佈滿密密麻麻的小腫瘤，我被轉到了血液腫瘤科，接受了恐怖的、痛苦的、殘忍的化療，吃標靶藥物，配合電腦刀放射治療，在我的肺部留下猶如彈痕的傷疤。

　　當時心情還是很低落，不安恐懼如影隨形，也不知未來會怎樣，家庭氣氛處於凝重狀態。我的心情容易隨血檢數字波動，很多人勸不要受血檢數字影響，那是安慰人的，在當下就只能靠自己的信念振作。無論誰對病人說要想開一點，我覺得想得開的人就想得開，可以振作的人就是可以振作，不能振作的人，就算是過去曾是叱吒風雲的大人物，一旦面對病痛也一樣軟弱。

面對檢查，選擇平常心看待

　　接下來我開始積極運動、調整飲食，我告訴自己，無論再怎麼難受都要把食物吃下去，在這過程中也遇到本書所提到那些奇異的事，我留職一年休養身體，開始專心練旋轉功，只是每逢追蹤檢查內心還是很不安，一有風吹草動就七上八下，成

為生活中一隻隱形的針。當我重新回到工作崗位，心性開始有些調整也有更多理解與覺察，只不過「知道」跟「真正做到」還是有差距，還是容易被生活中的事打回原形。值得慶幸的是，那段時間整個治療效果不錯，我的病情也趨於穩定。

然而 3 年後在一次例行性檢查中發現癌症又復發，我的肝臟新長出了 2 公分的腫瘤。這次心情倒是比較平靜，內心想就已經開過一次那麼大刀，就再開一次吧。我找原來的主治醫生操刀，幸運的是一切在能控制的狀態中，胸膛上再劃下一刀，重新做人，又生龍活虎了。開完刀後一樣上班，繼續讓體力慢慢恢復、繼續鍛煉、正常吃喝，碰到新的事物就去嘗試，我持續精壯自己並加強自身的能力與條件，從檢驗資料就可以看到我的努力。

我對檢驗資料有一些自己的看法，一般醫生對檢驗數位元的判斷方式，多數認為只要是在安全範圍內就沒問題，但安全範圍裡的數字其實是有意義的，我認為要到很安全的資料才能安心，如果在安全值的高點，只要一不小心就很快越界了。癌指數 0 ～ 10，不要看到 9 就高興，要 0.1 才要高興。0 就代表都沒有，1 就是 1，1 就是有 1，2 就是比 1 多。意思就是說，1可能在睡覺、2 的時候眼睛睜開、5 的時候舒展筋骨、8 的時候就站起來，9、10 的時候就衝出去了。

血檢是一種壓力，養生也是一種壓力，人最終就是不夠輕鬆、不夠自在、不夠快樂才生病，可是有這些前提，人就快樂不起來，我們要思考這中間如何能達到平衡，要如何訓練自己到無懼無畏，才是最重要的。

要放棄，還是要放下？

什麼是放棄、什麼又是放下呢？我認為要放棄自己、要放棄生命很容易，很多人生病到後來是選擇放棄，要放下卻很難。人家說英雄好漢是拿得起放得下，最重要的是後面這句「放得下」，要拿得起很容易但放下很難。

每個人生命中都難免有恩恩怨怨、矛盾糾結衝突，如何修煉到把這些視為雲淡風清、輕鬆自在呢？這就是我十年來一關過一關、一次又一次過程，用我的生命經驗告訴那些生病的人，如果聽得進去，便可以縮短生病的時間，提早提升自己，康復的機會就會越大；聽不進去的人就使得這個過程拉很長，時間拉越長對治療越不利，這個關鍵就在於情緒、壓力、對事情的看法與念頭，我的念頭就是願意嘗試任何事，願意做任何對自己身體有幫助的事。

現在我在生活中還是會有情緒反應，只不過盡可能讓它很快過去，我的人也變得柔軟、謙卑、慈悲，這些名詞以前在我身上可能只有一分，現在可能有五分、七分。俗語說：事不過三，經歷了這些，我整理自己得到了什麼教訓、學到了什麼，也體驗了不同的人、事、物、境，真如歌手辛曉琪《領悟》歌詞所說「多麼痛的領悟」。

02 / 降癌逆齡18招，
比誰做的久

2008年初罹癌至今，將超過15個年頭，一路太太幼香陪伴支持與鼓勵，人生由黑白轉為彩色，但無常之路迎面襲擊而來，太太在2017年7月卻因癌症過世，這個痛、這個角色的轉換，誰懂？

健康養生、防癌抗癌，人人朗朗上口，市面上各種方法、招數比比皆是。在雙重的狠痛下，更明白了一些世間道理，養生、防癌、抗癌，所要做的事情幾乎一樣，差別在於是否多了一項「進醫院看醫生治療否？」回到家裡就是「自療」囉！

自我療癒，近年深深體悟，大道至簡，以道御術的精神與哲理，世間方法招數多如過江之鯽，但真正的精隨「道法自然，萬法唯心」，人有千百種體質，不同的方法各有其妙處，但也並非人人適用。

以下是我罹癌的前 4 年以及近年的病歷：

2008 年 4 月	17～19 公分肝腫瘤，切除肝與腫瘤約 2 公斤，留下 40 公分反 L 型的疤痕
2008 年 11 月至 2009 年 10 月	癌細胞轉移到肺，滿天星
	開始服用標靶藥，每週化療，共 25 次，放射治療（電腦刀）12 次，留下肺部 6 個鈣化疤痕
2012 年 9 月	復發，開刀切除 2 公分肝腫瘤
2012 年 10 月至現在	健康活著，比以前更年輕有勁
2021 年 4 月	B 肝病毒呈陰性，抗體產生了。

肝炎篩檢	2021/03/17	2016/02/29	本次參考值(Refe
B 型肝炎表面抗原 HBsAg	0.33	195.60	0.0~0.9 COI
B 型肝炎表面抗原 HBsAg	Negative	Positive	Negative
B 型肝炎表面抗體 Anti-HBs	997.0	<2.0	0.0~10.0 IU/L
B 型肝炎表面抗體 Anti-HBs	Positive	Negative	Positive
C 型肝炎病毒抗體檢查 Anti-HCV	0.03	0.03	0~0.9 COI
C 型肝炎病毒抗體檢查 Anti-HCV	Negative	Negative	Negative

北醫附設醫院的體檢報告

B 肝病毒呈陰性抗體產生了

特別值得一提的是，我打從娘胎就是 B 肝帶原者，一輩子病毒在我身上，不曾離開。30 多歲罹患急性肝炎，51 歲罹患肝癌，這個病毒對我的困擾與攻擊達到了最高點。這一輩子從來沒想過它會不見了，當然也有吃中藥、西藥，希望能夠抑制病

毒的發展。

我很天真的，傻傻的期待有一天病毒會不見了，或是靠藥物把它壓抑下來，而慢慢的不需要吃藥。雖然如此，面對未知的未來，還是很努力的做好健康促進

提升免疫力，讓身體處在抗發炎的體質狀態才是根本之道。

神奇的事情終於發生了，在 2021 年的 4 月份，我在臺北醫學大學的體檢報告 竟然發現我的 B 肝病毒呈陰性，不見了。從來不敢想象的抗體竟然出現了 SGOT21、SGPT13 與胎兒蛋白 1.53 都是歷史的新低，這個結果當然驚訝，高興興奮，同時也覺得冥冥之中自己似乎有預感，會有這樣子的結果。這從平常的生活，身體的反應，感覺是有所徵兆的。當然，根據科學的檢驗報告更是可以令人信服。

所以一般不太可能的結果出現了，到底什麼原因讓 65 年來的 B 肝病毒不見了呢？還產生了抗體，這一定是我的身體產生了什麼樣子的一個平衡調整作用，是不是如我書上所說的這些方法，這些行為帶來了身體更好的免疫力跟整體抗發炎抗氧化的一個體質狀態，尤其是心情的愉悅、放鬆，還有調整飲食，盡量取自然飲食的方式，相信最後達到了最好的效果了，真是感謝老天。

我願意持之以恆的十八種習慣

我這十多年來嘗試了許多新事物，一路走來收穫滿滿，充滿喜悅、幸福與感恩。這些過去從未做過的事，現在盡可能持

之以恆。持之以恆地做就能對身體產生一定程度的幫助，有句話說「次數是關鍵」，或說「問題從來不是出在方法多難去執行，而是我們有多大意願去持之以恆地練習」，所以來看看我持之以恆的成績單吧。

❶ 中西醫治療與保養

除了西醫的治療，這十四年多來也持續服用科學中藥，治療後的第二年、第三年後就成為養生的方法之一，主要是為了抑制 B 肝病毒的活躍，減少副作用、提升免疫力、補充活力等。

❷ 靜坐冥想與深呼吸法

十多年來，初期每天固定做 40 分鐘的印度淨化呼吸，隨著所學事物較廣泛，練習呼吸的時間雖變短，但化為日常，隨時隨地都能做，在乾淨或寧靜的環境、緊張壓力來臨時刻都適合來個深呼吸。睡前躺在床上做個十下深呼吸，也放鬆聆聽腦場健生法的細胞旋轉導引，不知不覺就睡著了，每週平均有 3 次進行比較規律的深呼吸。

❸ 溫涼水加粗鹽泡腳

十年來盡可能每天晚上用一盆溫或涼水加一把粗鹽泡腳 10 分鐘，泡的過程全身放鬆、腦袋放空，變成無思慮狀態，泡完腳後再靜坐 10 ～ 20 分鐘，提升副交感神經、提升免疫力，一覺好眠。

❹ 閱讀

接觸了更多健康養生的資訊，這 15 年來閱讀了上百本以上相關書籍，越讀越有趣、越讀越有心得，開始一本、兩本，數本之後更能觸類旁通、融會貫通，覺得很棒。閱讀使人深刻，閱讀採集了智者的生命精華。

❺ 聽聞經典

13 年來早晚有空就聽經、念念佛號，有時會忘記，一想到就把它補回來。聽聽講經、基督教義也無妨，讓自己沉浸在聽經的環境，有反省的時間與空間，一個正向思考、心生善念的機會。

❻ 公益助人

曾到財團法人癌症關懷基金會擔任董事。協助基金會推廣全食物觀念，幫助更多人預防疾病、幫助癌友們藉由飲食幫助自己恢復健康，這是一個學術上以外的公益職位，學習很多也很開心有機會參與。此外，目前擔任壯士代科教文協會的常務理事，也是傳播健康生活理念、翻轉對老人銀髮及長照的困境而努力。這些付出應證了「助人為快樂之本」的道理。

❼ 負面細胞記憶清除

實踐《療癒密碼》，我認為這些練習有效且可持久進行，執行上也輕鬆自如。我這些年來一有空就做上十分鐘，有時可

以做上半小時，透過這個練習，可以幫助我清除負面的細胞記憶、負面的心靈圖像與能量，排除潛意識裡連結的負面情緒，幫助身體回復正常。

❽ 分享健康與傳播愛

透過讀書會與演講分享我的經驗。我與讀書會的學員一起成長，我們只讀了三本書，每本書都可深入探討，包括個人的體驗、看法都引起很多共鳴，若有好的方法或可行的方案，學員們也認真參與力行。每個人收穫滿滿，內在與外在也更顯年輕、漂亮、快樂。每週兩小時的讀書會持續了三、四年，最特別的是這讀書會完全免費，來去自如、沒有壓力，讓一切自然而然進行。我不推自己，更不推別人。現在則是與癌友見面，喝咖啡話聊，給癌友鼓勵與希望。例如：2022 年 12 月開始韓教授環島話聊公益講座，預計半年內可以完成每一個縣市的分享。

❾ 持續運動

每天運動，每天步行 30 分鐘、每週六天是最簡單輕鬆的運動方法。也有很多人喜歡激烈的運動，但容易造成運動傷害，如何可長可久，輕鬆、喜悅、自在地去做才是運動真正的本意。現在則增加每周打 2 ～ 3 次的網球，每次 1.5 ～ 2 小時。同時增加健身房重量與肌耐力的訓練。

❿ 氣功經絡疏通

太極拳、八段錦、平甩功、旋轉氣功金剛跪坐 108 大懺拜

或經絡敲打都很好，挑選自己適合的就持續去做，由動進入靜的境界會發現不一樣的身體與人生。十多年來從天天練到有機會就練。平均一週練功 2 ～ 3 次，每天大約半小時左右，時多時少，端看時間調配狀況而定。也許將之看成一種運動或看成一種嗜好，總之開心歡喜獨自或與眾人一起練功，享受身心舒暢、放鬆放空、排毒排汗的感覺。

⑪ 清血排毒蔬果汁

早期我一週大約喝 6 天的蔬果汁，每天超過 1,000C.C. 以上，十多年下來已經喝下了 300 多萬 C.C. 蔬果汁，一杯裡有二、三十種以上食材，包括蔬菜類、水果類、辛香料類以及堅果種子類滋養身體細胞，排出身體毒素，清理體內的汙穢。手握著果汁獻上一段感謝的言語，感謝果汁從食材到完成，到喝下肚子，在體內起了好的作用，感恩這一切的美好成全。

⑫ 每天至少有兩餐是舒食

早餐幾乎沒有葷食，午晚餐偶有不方便而有外食或葷食，也秉持著「七少八多」（少油、少鹽、少糖、少加工、少外食、少魚肉、少便宜。多天然、多蔬果、多穀豆、多喝水、多運動、多大笑、多感恩、多祈禱）原則，一路吃下來神清氣爽、氣色紅潤、發光發亮。

⑬ 營養保健品補充

每天服用夠劑量的營養補充品。十多年來比較固定服用的

有：微量元素礦物質，薑黃、鈣、鎂片、魚油、亞麻籽油、印加果油、Q10、靈芝蛋白與牛樟芝等等，其概念是品質要好，不要過量但要夠量，相信是對身體有幫助就對了。

⑭ 堅果穀豆類

每天早上泡一杯加了好油、有 30 幾種食材的活力養生粉，裡面充滿了纖維、蛋白質、礦物質、維生素、B 群等等，幫助腸道蠕動、排便、增強體力精神，持續也喝了 13 年之久。

⑮ 排便順暢

保持每天 2 ～ 3 次的排便，可以透過大量喝蔬果汁，吃養生粉或沖泡蔬菜粉以及喝天然鹼性礦泉水及運動都有幫助。每天排便 2 ～ 3 次更顯年輕皮膚光亮無斑。

⑯ 好的睡眠

適時給自己一些休息方案，好的睡眠能幫助身體修補細胞、補充身體的能量。我每天都很快入睡，睡前泡腳，靜心，呼吸等，這些是有好品質睡眠的關鍵。尤其是睡覺時配合聆聽「腦腸健生法」的導引更快入睡，且深度睡眠。

⑰ 默念天語

念天語就是自我暗示，跟老天爺打交道，祈求老天爺幫助我。有時念著念著就進入一種靜定的狀態，覺得人很平靜、很輕鬆。在治療期間，還碰上特異功能隔空治療的奇遇，幾乎每

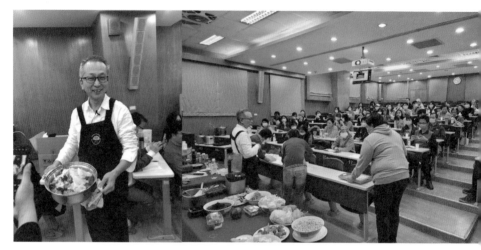

分享癌友正念飲食，並現場示範試吃

天接受調理協助，每天往返兩小時，長達兩年。

⑱ 靈修靈療

　　人難免受到無形力量或前世業障及外邪的障礙，藉由第三頻率，引進更高更權威的高靈力量，將內外部心靈達到和解平衡，進而靜坐助人修行保安康。

　　這些就是我目前持之以恆做的事，若非持之以恆可能不容易出現效果，配合著身心靈的調整，最終目的就是讓好的漣漪一層一層地擴大，讓身體更趨和諧與平衡，其實這就是恢復健康之道，甚至是重要的保健養生法。很簡單、不花大錢卻很有效，重點就在於是否願意持之以恆去做，越早開始越好。

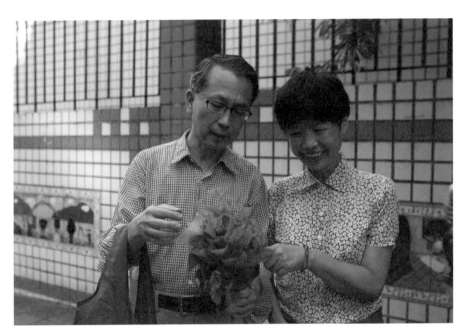

與太太幼香上傳統市場挑菜買菜

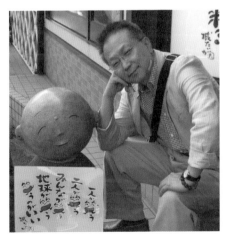

癌症化療 25 次，10 個月後與太太出遊日本

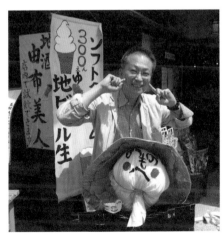

想辦法讓自己開心，無畏無懼

03 / 十年抗病，認錯感恩

　　2018 年的 4 月是我罹患肝癌之後超過十個年頭，可以說十年抗癌抗戰有成吧！這十多年來也算是小有心得，平常被親朋好友詢問的也不少，都問我如何做到的。這一路披荊斬棘、浴血奮戰的過程是……多麼痛的領悟啊！

　　因此我想談談在正統的醫療之外，還有沒有什麼方法可以幫助我們恢復健康。

　　很多朋友對我的感覺就是整個人變了，跟以前不一樣，最大的改變就是心態、行為、舉止、念頭都不一樣了，變得更柔軟、和善，容易接受很多的事物。有趣的是，一位易經老師對我說：「你的外表感受不到是天蠍座的個性，但是內在還是有天蠍座的習氣。」第一次上我的課的研究生，到了我辦公室看到我過去的照片，很驚訝的說：「老師，你跟以前都不一樣了耶！」換句話說，照片裡的我外在、容貌、感覺跟現在都不一樣了，這就是八年多來我個人覺得最大的不同，除了身體恢復健康之外。彙整出過去的我，與不少的癌友、病友也有這樣的思想、態度與行為：

❶ 不快樂

生病前，我始終沒感到真正的快樂，人前人後，外表給人家輕鬆快樂的感覺，但是這些都是虛幻帶著面具做人的結果，因為內心隱藏著太多的怨、恨、惱、怒、煩，對周邊的人事物境有太多的計較與批評。自我與超我太過膨脹，現在的我天天都很開心，因為我發現，我錯了！現在懂了，也開始做了知足常樂，為善最樂的道理。

❷ 不認錯

為什麼會生病？為什麼會罹癌？當然生活習慣、思想、倫常關係一定有很多錯誤，飲食錯誤、情緒失控、作息違規、運動不夠都是自己的錯，可是生了病容易怪東怪西，不滿意這裡那裡，都無法去檢視自己的錯誤，所以我誠心的認錯這件事情對於疾病的恢復是非常重要的。只有認錯才能夠柔軟，才能對於過去諸多的錯誤有機會改變，不認錯，很多事情都是表象而已。

❸ 不相信

我對很多事物常抱持著懷疑，所以當有一個好的建議、好的事物，都不肯相信，也就是很鐵齒。為什麼不相信呢？因為理智告訴我要分析、判斷，也就是容易自以為是，不肯輕易相信別人，對很多事情、很多人不以為然、不能接受。因此不能相信就是不能恢復健康一個最大的障礙。我們都聽過相信的力

量，所以要讓身體有力量，相信，是第一件重要的事情，現在的我，凡事相信，但不迷信。所有的遇見與發生都是最好的安排。

❹ 不寬恕

在這個人際關係糾葛的環境裡，有太多的恩恩怨怨、糾結、矛盾。心中的那個我所憎恨的人也正在折磨著我，所以有句話說，每一個罹癌的人心中都可能有一個不可原諒的人，到也不是什麼不可原諒的滔天大罪，而是對他的怨、恨、煩無法擺脫，朝朝暮暮，隨時在跟這不可原諒的情緒糾結著，可能是一段傷痛，可能是一段衝突，可能是吃了悶虧，卻無法適當的發洩，不斷壓抑在自己的內在，久而久之跟生病是有關係的，當我決定寬恕原諒對方時那個人也就放過了我，這時候就會有全身輕鬆、舒暢的感覺。

❺ 不感恩

人的一生當中，有太多曾經幫過我一把的人，但是，往往都把它視為理所當然，不加珍惜，甚至還百般的挑剔、不滿，因為不懂得感恩，所以常有敵對高傲的姿態存在。雖然口中說著謝謝，也是那麼多虛情假意。有一天，懂了、悟了！凡事感恩，人也就柔軟、平和，感動、感恩的情緒也常會不由自主的從內在發出，眼淚有時也會肆無忌憚的流了下來，這一刻，全世界都沒有敵人了。是不是快樂的不得了呢？

❻ 不願意

因為不相信所以抱持著懷疑與恐懼，懷疑對健康會不會好，恐懼這個方法對健康有沒有傷害，所以百般的不願意。如果願意，是不是就接受了，是不是就低頭就柔軟了。我深深的感覺到處都是我們貴人，只要願意接受，那個人就有可能是我們的貴人，是不是貴人，由我決定是否願意去接受。

❼ 不決定

看了書，吸收了很多知識，聽了很多專業的經驗、智慧之餘，接下來就是要決定該往哪裡去、該做什麼樣的事情的時候，也就是要決定下一個重要的改變，在整個生活與思緒裡，但往往患得患失、三心二意，無法做一個明確的決定，下一個正確的決心，所以我可以看到很多人做了很多事情，聽聽這個那個，資訊來源很多，加上前面的不相信、不願意，因此產生很多的疑惑、搖擺，當然就不會有很多的行動。

❽ 不行動

我可以得到很多不同的資訊，很認真去學習，但是光說不練，不實踐、不行動，所以身體的狀態就無法有好轉的反應，哪怕是小小的一步新的重新開始的行動，都可能帶來身體一連串好的反應，所以行動是我們邁向恢復健康，跨出去的一個重要的里程。

❾ 不外出

生病的情緒就是憤怒、恐懼、憂慮、害怕見人，就怕別人知道我病了。因此外出的意願很低，結果這樣負面的情緒持續的籠罩在家庭中。離家出走吧！踏出家門，一旦美好迎面而來！所有的事物都是新鮮、都是好奇與有所期待的。生命能量也就慢慢提升，壓力與交感神經也在無形中慢慢退去。其實，這跟易子而教的道理是一樣的，處在一個慣性的軌道上，人與環境讓我擺脫不了那一份愁困。走出去，處處是藍天，真的，生病的人，快快出門，多多出去！

❿ 不持久

面對新的改變、好的事物、認真的學習，往往一曝十寒，做做這個做做那個，無法持久。或者身體好一點了，很快又恢復本性所以這股毅力、持之以恆的精神是保證是否能夠愈來愈好的一個很重要的關鍵。我覺得我自己做了很多持久的事情，我練功 6、7 年，喝果汁 13 年，吃中藥 13 年，靜坐、冥想 10 年。隨時調理自己的整體身心狀況的平衡也有 10 年，每天進步一點點，時間一拉長，它產生的時間效應是非常可觀的，跟每天退步一點，一段時間之後，身體狀況天壤之別。哪怕是一個簡單的的改變與動作，持之以恆，所發生的奇蹟的力量，是令人讚歎的！

聖嚴法師曾經說過：「苦有苦的現象與苦的原因。對苦的原因往往不去追究，也無法瞭解，因此叫做迷，叫做愚癡。往往不願面對或承受不了苦的事實，因而產生克服的心態出現時，就會苦上加苦，若察覺自己的愚癡，那就悟了，而從苦中得解脫。」有一天，我看了之後突然恍然大悟，這不就是所謂的執迷不悟嗎，我往往抓著這個迷或愚癡，卻無法覺察自己的愚癡，也就無法從苦中解脫。

我常常會問，我苦嗎？周邊的人苦嗎？癌友苦嗎？是蠻苦的！原因是什麼呢？就是抓著這幾個「不」，不放手、不轉念，也就苦上加苦，無法脫身。以上是這八年多來，我深深的體會這些話的真義，只有體悟了這些話，去做大的轉變、行動，持之以恆，每個人都可以恢復健康，比以往更加的年輕有活力。

說抗癌、說抗病，實在是太沉重了！如果以上 10 點，把這個「不」字都拿掉，會是一個什麼樣子的新的狀況呢？有句話說：「解決你問題的答案，存在於新的、你不熟悉的領域當中。」所以把「不」拿掉，就會如你我所願。因此，不是抗病，不是抗癌，對抗的是，我自己經年累月存在的個性、習性、慣性與惰性。

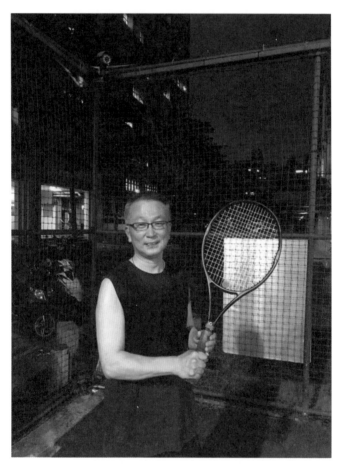

睽違十多年能重返網球場，身手依然矯健，是很令人開心的事。

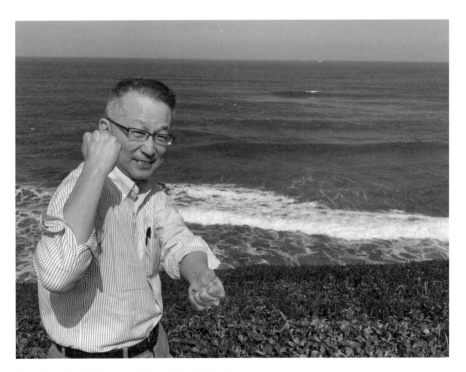

陽光藍天白雲與笑容,是最自然的療癒力量

04 / 向癌症存活者學習
他的改變

　　我常想，直到今天仍然能健康地活著，來自於很多人對我伸出援手，給我很大的幫助，這其中有一部分是來自於癌症存活者所帶給我的力量與希望。我認為癌症病人要向癌症存活者學習，學習他們的成功經驗，並從中得到信心與決心。

　　身為肝癌與轉移肺癌存活者的我，對於癌症病人的苦或是一般病人的苦更能感同身受。癌症治療過程就像走進了黑暗隧道，不知盡頭在哪裡，在黑暗之中，癌症患者最迫切也最重要的，就是一盞看到方向與希望的明燈，因此所有癌症存活者就像是在黑暗中打燈，指引著癌症患者的希望與光明，指引未來的人生方向。

　　什麼叫做癌症存活者呢？是指癌症進展到第三期以上而存活下來的患者。有些患者可能是零期、一期，經過比較簡單的治療、手術就能夠痊癒，這些曾得過癌症的人們並不叫做癌症存活者。換句話說，癌症存活者是相對希望較小、病情較嚴重的一群人，而他們活了下來，也是與癌症奮戰之後凱旋而歸。

　　日本醫師岡本裕在書中寫道，有些人得了癌症無法痊癒，這之間決定性的關鍵，在於行為思想與習慣差異，在問了癌症存活者之後，我有了答案，原來多數都是改變生活和改變自己相關的方向。這些關鍵字分別是醫生、朋友、家庭、資訊、治療方式、飲食、思考模式、努力、運氣，還有其他。

癌存者的四大改變關鍵

　　如果問癌症存活者要如何在罹患癌症後存活下來，重要關鍵是什麼？有兩點很重要，第一是不要讓癌細胞增生，第二是要想辦法讓體內的正常細胞發揮原來應有的功能與機制，因此這時要保證體內的營養供應充分、氣血循環暢通無阻，就是使癌症病人存活最重要的關鍵。

　　癌症存活者有什麼立刻要調整改變的嗎？我會說別再當濫好人，放自己一馬。我們常會認為很多事情非要這樣不可、非要那樣不行，給了自己太多的設限，造成很大的壓力，而且長期累積很難消除。一直以來，我們所受的教育就設定許多規矩，一切都要照規矩來，把自己綁得死死的。癌存者幾乎都已經改變一切都要按規矩來的想法，讓自己內心的渴望得到解脫。我內心早就有這種想法，可是被文化與家族的框架給困住，自己規矩多、要求別人也多，結果害人又害己。

　　我現在的生活一再解除規矩，讓自己隨心所欲、順其自然，不再顧慮太多別人的想法。日本人稱這種來自於社會成規的病為「生活習慣病」，也可以說是「社會責任病」，如果我們的

社會與環境沒有給人們這麼大的壓力，也許就可以少一點疾病。

第三，以自己為中心，自己決定自己的事情。心態上容易被動搖的癌症患者是不容易存活下來的，一個人若不能拿定主意，全身細胞就會亂了套。別人給的意見參考就好，陷在進退維谷的狀態是最傷的，別搞得自己暈頭轉向，因為會很矛盾、很痛苦。心智是否能堅定，自己的想法是很大的關鍵，堅定自己的想法會帶來信心，這時免疫力就會提升。當信心堅定、自己做自己的主人，這股意念就能擁有強大的能量來消滅癌細胞，這時若有癌症存活者可以當你的參考，倒是一個可以依循的方向。

第四，立即性的改變才可能讓癌細胞無法生存，身體才有機會復原。生了這樣的病、有這樣的結果，說是咎由自取也不為過，從結果論來看，罹癌必定是身體的防禦系統、內在環境發生變化，才使得正常細胞無法運作。我們常常聽到癌細胞不容易生存的環境，就是血中氧氣要足、體溫要高、體質要偏鹼性、氣血要暢通、心情要好、內分泌荷爾蒙等分泌調節要是正常的。這些道理並不難，但最難的就是改變慣性。

我們必須要改變的還包括飲食習慣、工作壓力、香煙飲酒、暴食暴飲、作息混亂、運動不足、人情壓力、金錢糾葛、好勝心強、瞻前顧後等等，太多太多。為什麼有些人會復發？在於確實是改變了，但改變得不夠大。醫學上的治療有其功效，但是幾乎不改變自己的人，癌症再發或轉移的機率非常高。例如過去是個拚命三郎，現在生病了，當病況稍微好轉便又拚命工作，再發作或移轉的機率特別高。

《真原醫》作者楊定一曾說，人最難的挑戰就是改變習慣，

看看癌存者是怎麼對抗病魔的？癌症患者身邊一定要有癌存者作為你的朋友，讓癌存者當你的導師，讓你可以學習。各位想想，誰比癌存者更有經驗？要經過手術、化療、標靶、放射治療、栓塞等療法，還要經過各種副作用的摧殘，面對它、調整它、戰勝它，重新站起來，個中甘苦如人飲水，冷暖自知，癌存者比一般人更能提供癌症患者所需要的感同身受、同理心、心靈相繫的情感，也唯有向癌存者學習、請教、追隨可以事半功倍。

每位癌存者都有他的存活祕技，雖然並不一定適用於每個人，但他的處理方法、策略、態度等是大同小異的，值得好好參考。你會發現很多癌存者都不太在意醫生宣告他還可以活多久，告訴病人來日無多、生活希望渺茫，無非是讓人掉入絕望的困境中，讓身體的免疫力降得更低，百害而無一利。

我期待醫生都能提醒病人們，治療雖然非常重要，但治療不是唯一，有了其他方法的支持，結果可能截然不同，試想若病人聽到這些話是否就信心大增了呢。人的一念之間，就決定了活與不活。我很感謝醫生與家人，並沒有告訴我還能活多久，我就這樣一關過一關、一天過一天，一步又一步直到今天。那永不澆熄的希望就是我活下去的動力，我們也不要隨便澆熄別人生命的希望，沒有任何人可以剝奪你的生存希望。

「進」與「出」的概念，回歸道法自然

我聽過一句話，「都知道，只是做不到。」人有許多壞習

慣無法改掉，即使改善也無法持之以恆。是否可以試著讓自己「簡單一點」呢？——不要想太多，想法簡單一點、作法簡單一點，親身體驗這些事、重複做，效果就會產生，甚至不用念那麼多的書，少了雜念更容易成功。

我持續性的飲食方式已經執行好幾年，秉持著「進」與「出」的觀念，吃進乾淨健康的食物、排出不好、有毒的廢物，幾年下來也就變得更健康了。大家都把這些健康生活想得太複雜了，同時又不想改掉壞習慣，許多母親都煩惱過要給孩子喝什麼牛奶、吃什麼補充品，甚至連大陸人都來臺灣買奶粉，深怕「毒奶粉」造成危害。但一定非吃奶粉不可嗎？穀粉、豆粉也含有相當多的蛋白質、微量元素與礦物質等，吃豆粉、穀粉的孩子也未必不健康。又例如高血壓、高血糖等慢性病，只要認真試著改善飲食就能得到改善。

說來容易，做來難。人最大的挑戰就是面對自己的「習慣」，為什麼不能下定決心？我想原因之一是我們只相信自己，很難相信別人，自己說得頭頭是道、理由一大堆。

我認識一些罹癌朋友，說一大堆養生方法，卻連大量增加吃蔬菜水果、穀類豆類都做不到。人的學識、社會地位越崇高就越難放下一切來嘗試，所以很少有所謂的奇蹟，只有努力才會有成果，種什麼因就得什麼果，生病要怪自己，這是一個反省自己不健康生活的機會，讓一切回歸到簡單自然，正所謂「道法自然」。

05 / 身心靈排毒的每一天

常常有人詢問，你有位 104 歲的人瑞爸爸，看你身體健康年輕，除了遺傳因素外，是否有其他特別的養生方法？尤其你曾經歷一場大病，一定有許多經驗可以分享給大眾。

是的，我曾是一名癌症患者，曾看了許多研究報告與書籍，得到一個重要的啟發，我要找出所有能幫助我身體對抗病魔、提高健康勝算的事情，其中有個重要關鍵是，必須有「我要日復一日保護自己健康」的覺知。

最重要的是要「調整體質」，會生病的體質與趨向健康的體質是完全不同的，如果能調整體質，就可扭轉病痛而變得健康，因此，有覺知的態度後，就要避免破壞自己的身體機能，隨時往好的方向邁進。

在改變之前，必須先認識「排毒」，排毒是停止累積毒素，並積極清除，換言之，就是除舊斷新。如果將身體舊有的汙穢盡可能排除；阻斷新的毒素進入身體，在一進一出間達到潔淨與平衡，身體就有可能由壞翻轉至好。這正是恢復健康的基本概念。

積極排毒 助身體潔淨

我舉幾項每天所做的事，與大家分享，我將其稱做「身心靈排毒的每一天」。

❶ 早晨、養生功法與早餐（2008～2016）

我每天六點多鐘醒來，醒來後會先默念佛號 —— 皈依佛、皈依法、皈依僧十遍。起床後喝一杯溫開水，不久就會有便意，如廁後再回到床上，做經絡按摩。按頭皮一百下、用手指腹梳頭一百下，眼眶、臉部也按一百下、牙齒咬扣一百下。接下來按摩左右耳垂、拉動耳朵各一百下，有時也用手指彈一彈耳朵三、四十下，接著把手搓熱，按摩臉部、脖子一百下。

做完後身體微微出汗，這時繼續躺著，操作十分鐘「自我療癒密碼」，如果時間允許，稍微休息 5 分鐘。下床前搓搓手，再按摩一下腎臟的部位，接下來喝一杯熱水泡牛樟芝粉。之前，太太準備好了蔬果汁的材料，我的工作就是加入堅果種子類及辛香料，並把它們操作完成一壺 2,000C.C. 的蔬果汁。一杯 500C.C. 太太喝、另一杯 700C.C. 自己喝，剩下裝瓶帶出門找時間喝掉。冬天時，可能會先吃一碗太太準備高麗菜、菠菜或芥藍菜的熱菜湯，裡面加了一些薑黃粉、黑胡椒粉、橄欖油或苦茶油，目的是讓我一天開始有一個溫暖的胃。

這時若還有便意，我就再去如廁，若沒有便意就去刮鬍子，回過頭來再吃一些主食，像老麵饅頭或全麥麵包，最近常吃各種穀類、豆類的稀飯加地瓜。有時我也會吃一碗二十多種穀豆

類的養生粉或補充適量健康營養品。

接下來準備出門，出門前吃一包科學中藥，我服用中藥已經十多年了。前幾年會走 20 分鐘的路程去練旋轉功一小時。若當天時間不允許就直接去上班，若時間充裕，會與師兄姐吃個午餐並參與癌友的心得分享。

② 午間、休養

我會在辦公室泡一壺烏龍茶或綠茶，若有師生朋友來找我，一時興起，也會手沖咖啡請大家享用。總之就是讓步調變得輕鬆，雖然工作教學依然繁重，但態度、內心是開心愉悅的。

中午會吃早上準備的蔬果玉米沙拉及蔬果汁，之後再泡個養生粉喝或和同事或學生外出用午餐，在我工作的地點附近，有兩家常去的用餐地點，一家是有機素食店，5 樣菜、一份糙米飯共 85 元。另一家是火鍋店，我點素的菇菇鍋，一次可以大量吃進很多蔬菜，而且沒什麼加工再製品，也很少添加物，讓自己中午有一個安心乾淨的午餐。空檔的時間，我會再聽 25 分鐘的腦場導引健生法或閉目養神 10 分鐘。

③ 晚餐

晚上 7 點左右回到家，大部分的晚餐都是很多的燙青菜，加了很多的薑、蒜以及少許的香料，魚跟肉出現的頻率與數量不多，太太煮什麼我就吃什麼。飯後也會補充魚油等一些營養補充品。

有時候看點電視或外出散步快走 50 分鐘，也會看點書或聽聽音樂，接著做印度靜坐瑜伽的泡腳：冷或溫水加一把粗鹽，泡腳且靜坐 10 ～ 15 分鐘。泡腳完畢繼續靜坐 15 ～ 20 分鐘，睡前再敲敲膽經，左右各 50 下；有時也以背部撞牆，疏通膀胱經。躺在床上再做 10 分鐘的自我療癒密碼或 10 下的腹部深呼吸，往往在這些動作還沒做完就不知不覺睡著了。

這是十年前我不曾過的日子，每一個動作、時間、心態，都是為了能夠保持一個最好的身心狀態，這一天的內容當然並非一成不變，而是因時空而有所調整。但我不斷的告訴自己，我不可以再回到過去的生活模式，這樣的生活方式不但要繼續，而且要持之以恆，讓自己的新生活可以被大家認同、接受，並且願意一起來。

持之以恆 快樂與健康

綜合上述，我再將其歸納為三大類必做功課，目的是「驅邪扶陽，氧足身暖」。

（一）呼吸、靜坐、溫涼水加粗鹽泡腳。

（二）運動、氣功、經絡按摩、曬太陽 20 分鐘。

（三）蔬果汁、多種堅果穀豆類、好油、好水、均衡飲食與補充營養保健品。

以上是我每天盡可能做到的事情。自覺青春、享瘦、健康、快樂都發生在自己身上。上述的三大類事項可以不必一次到位，

只要慢慢做、持之以恆，一定會有成效。切記：「時間花在哪，成就就在哪。時間放在臉上，成就了美女；時間放在養生上，成就了健康的身體。」

時間	內容（2017～2022）
早上起床前	▪ 佛號 10 遍深呼吸 8 次 ▪ 按摩頭、臉、耳各 100 下
早上起床後	▪ 上大號洗臉、喝一杯薑棗茶 ▪ 靜坐 20 分鐘 ▪ 喝一杯蔬果汁、一杯養生粉、吃一顆水煮蛋
出門上班	▪ 出門前補充魚油、Q10、靈芝多糖體或靈芝蛋白等保健食品 ▪ 準備一壺水，可能是薑黃水、紅茶薑水、活力礦物質水、牛蒡茶、黑豆茶或杜仲茶
午餐	▪ 午餐以多種水果或沙拉或火鍋或簡餐為主，在家相對會豐富一點 ▪ 餐後適當休息 30 分鐘，下午會喝個咖啡或茶，放鬆身心
晚餐	▪ 晚餐跟中餐差不多。以糙米飯、大量多樣水煮青菜，加入多種辛香料，燒魚、燒肉 ▪ 傍晚時刻會打個網球，約 1～1.5 小時
晚餐後	▪ 晚餐後看看電視，同時敲打經絡、看看書、回想一天的事務 ▪ 聊天會用涼水加粗鹽泡腳 10～15 分鐘 ▪ 同時靜坐冥想、瑜伽
睡前	▪ 睡前做 18 下腹式深呼吸，念念佛號 10 遍，同時帶著一顆感恩的心入睡
入睡	▪ 按下手機飛航模式，聽著腦場指導音樂入睡，基本上 30 秒至 1 分鐘就可以進入睡眠狀態

＊ 每天另外補充 1,500 C.C. 的鹼性天然礦泉水或黃金奈米水
＊ 有時間每周會抽空去石碇龍安聖殿帶有需要的人去靈療
＊ 以上也並非一成不變，或多或少會做一些調整

06 / 趨吉避凶
就是增加身體健康的機率

　　人對於自己身體的健康或疾病一定要有一個機率的觀念，任何事情不會一下子就發生，也不是所有人都會發生健康的問題，這是一個機率、概率、風險的概念，換句話說每一個人的行為、個性、環境、飲食都會影響到我們健康與否，也就是增加或降低健康產生疾病的機率。

　　這裡我們可以用一個促進健康或疾病的機率方程式來說明這個現象，在說這個方程式之前，先提到進出的概念、質量加

● 促進健康或疾病的機率方程式

▶ 進出 質量 加減 陰陽　1＋1＞＞2 的效果！

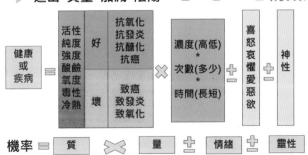

減、以及營養的觀念融入在裡面，換句話說健康或者是生病機率的發生與身體狀況的質與量有關，再加上心理的因素也就是情緒，還有靈性、神性的影響程度，就會變成一個整體的機率概念。

每一個部分都有影響因素存在，例如：一個東西的好壞就是質的問題，它的活性、純度、強度、或是酸鹼、大小、溶氧多寡、毒性大小、是否冷與熱的特質，這些都會影響到東西的品質，品質好就可能會產生抗氧化、抗發炎、抗醣化、抗癌的作用，品質不好就會發生致癌、發炎、氧化等，所以一個東西的品質好壞產生身體的結果都不太一樣，在每個人身上展現的狀態也都不相同，最基本的觀念就是我們需要一個品質好的東西，品質好但是濃度不高、使用次數不多、時間不長，這樣子好東西進入我們的身體被我們吸收利用，相對的效果是不是就沒那麼好了呢？

正情緒心安定，讓身體進入好的品質

有了這樣的基本概念，就可以知道如何提升我們接觸物品的品質、物質的數量（濃度、次數、時間）這兩個因素的相互作用，就成為一個對健康有重大影響的行為，除此之外在心理情緒上我們有著七情，喜怒哀懼愛惡欲，心理影響生理這個在很多的科學報導裡面都有很充分的證據，但是人往往活在負面情緒裡居多，在七情裡面只有兩個情緒喜和愛是正面的，其他五個都相對負面，相對負面的情緒就會造成身體的發炎，會造

成免疫力的下降，所以這又影響到我們整體的健康機率，所以前面除了質跟量的結果以外還要再加上正面的情緒與減去負面的情緒所造成影響的機率。

　　當然還有一塊肉體之外看不到的靈體的部分，人的神性、靈性也會干擾到身體的健康與否，這個部份很多人不太理解，或者無法接受，但是已經有許多研究發現它確實存在，像前台大校長李嗣涔博士就曾出過一本書用科學的方法證明靈性的存在，所以身心靈整體就會影響到我們的健康，它是一個機率的問題，不是在相同的條件下人會產生一樣的疾病。

　　所以我們如何讓身體進入好的品質、數量增加、正面情緒、心靈安定這幾個條件是對健康最好的保障，反之都處在負面的環境、物質、長時間暴露在不理想的狀態下這樣也容易被無形的負面外邪靈體所干擾，所有加在一起就會產生非常大的負面機率，就會嚴重影響到健康。

　　我們對於健康不需要去跟其他人比較，而是知道如何讓自己能夠趨吉避凶，找好的物質來增加健康的機率是我們要隨時放在心上的，這也是我學習公衛三十年來歸納出來的重要方程式，這也是首度在世人面前亮相，請大家好好斟酌思考，一切的邏輯都在這裡發生，最細微的細微才發生在細胞基因層次，我們只要掌握大的邏輯就能夠把握身體健康該有的機率，當然生病的機會就更小了！

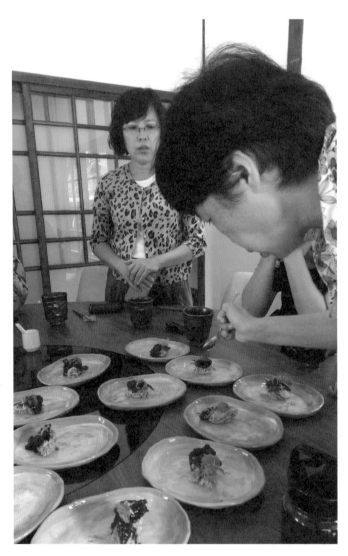

太太幼香料理時專注的模樣

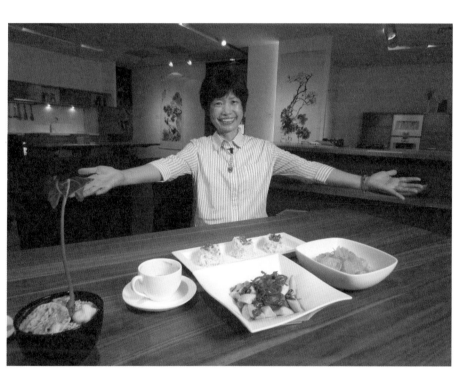

太太幼香讓我真正懂得「懺悔、感恩與愛」

Chapter

02

讓食物成為
身體的藥物

07 ╱ 我的飲食選擇與實踐，均衡有邏輯的飲食法

　　大家都知道我曾經是一個癌症患者，直到今天我健康的活著，這其中肯定有一些撇步，這幾年來我慢慢地體驗與反思，2009 年生理 / 醫學諾貝爾獎得主伊莉沙白‧布萊克本 (Elizabeth Helen Blackburn) 也告訴大家，健康與四個因素有關，分別是飲食：多吃植物性蛋白質、蔬菜水果；少吃脂肪、精緻碳水化合物；運動：適當的有氧運動、每天步行 30 分鐘；壓力管理：可以做一些瑜伽伸展、呼吸與冥想等放鬆壓力；社交人際關係：每週一次的活動、培訓、諮詢等。其中再怎麼樣分類人的健康終究還是離不開吃，你吃什麼，你就是什麼，最重要的就是進與出，進就是我們吃對的、好的，不讓壞東西進來，出則是把我們身體裡的廢物清出去，所以排毒是一個很重要的概念，排毒就是停止累積毒素、積極的清除。

❶ 邏輯飲食法

　　凡事都有個邏輯，生活的吃吃喝喝、點點滴滴也有個基本

的邏輯，跟著邏輯生活才不會人云亦云，開啟智慧生活，而飲食邏輯尤其重要！我相信很多人對於吃這件事情充滿著焦慮、惶恐、不知所措，就像這次的萊克多巴胺美國豬肉這些事件，其實這些都有相關的科學案例，但是科學往往會被政治、經濟、環境等因素所影響。

各位想想看人為什麼會變胖？科學上來說就是精緻澱粉、醣類、缺乏運動，要減肥其實很簡單，只要比現在開始減少那些東西的攝取，你就會開始變瘦，本來你每天吃三碗白飯，減少到兩碗，熱量的攝取會比過去來的少，這時候再經由一些運動，這樣就是一個很簡單的邏輯，很簡單的方式去執行健康生活，你再回頭過來看所有的飲食餐盤，幾乎都是蔬菜水果、五穀雜糧、蛋白質、水，大家都有這樣吃嗎？

知道歸知道，但是飲食是一種習慣，所以知識跟習慣沒辦法結合，因此我們有一個創新的做法，叫做「邏輯飲食法」、「不精準的飲食法」，我不會特別去算熱量、也不會特別規定去吃什麼、也不需要去秤斤秤兩。核心思維就是飲食偏差了，我把它扶正，吃不夠的好東西，例如：各種礦物質、維生素、纖維素、水分等，我多吃補回來，吃太壞東西，例如：醣類、脂肪、鈉等，我少吃、拒吃。

❷ 食物加減吃

我曾經受邀到慈濟大愛的人文講堂做演講，時間是 24 分鐘，邀請單位來找我的時候我覺得食物加減吃這個主題好像有

一點普通，但是既然人家的邀請我也就遵照主辦單位的意思，我問他們我又不是學營養或食品的，為什麼食物加減吃要我去演講呢？他們說我講的內容跟別人不一樣，因為別人對飲食可能或有些偏頗或強調某些特殊狀況，會造成民眾焦慮惶恐，所以才決定找上我。

到底這 24 分鐘要講一些什麼話題我也很認真的思考了一下，當天現場有一百多人聆聽我的分享，之後主辦單位將演講內容丟到 YouTube 去讓所有人都能夠觀賞，隨著時間過去，經過了 8 年，在 YouTube 上的觀看次數竟然已經突破了 190 萬，這個數字對很多人來說是一個很不容易的數字！

YouTube 在中國大陸是不到的，如果以台灣、華人世界的人口數來看的話，放到大陸將會有一億人看這部影片，我好奇的是為什麼這麼多人會喜歡我講的這個內容呢？而且在 LINE 群組裡面到處分享，也造就了這麼多的觀看次數，後來我發現在這個影片裏面，我傳達了讓大家安心且可行的方法，並且敘述了一些簡單易懂的觀念，同時對於如何趨吉避凶、避開食安、如何養生都有一定介紹，因此這個影片的內容是容易被大家所學習的，那麼影片所說的食物加減吃到底是一個什麼樣的概念呢？

食物加減吃，加減吃有兩個意思，首先就是都吃、隨意吃，意思就是不執著，第二個就是某些東西要多吃一點（也就是加）；某些東西要少吃一點（也就是減），現代社會總是需要面對各種食安問題，尤其擔心安不安全。

　　安不安全就意味著風險，首先我們需要有一個觀念，當你聽到風險，你就需要想到計算風險，知道風險有多大之後開始想如何降低風險，這樣我們就會安全並且安心。但是一般來說我們的許多知識都來源於媒體，但是各種理論眾說紛紜，不知道到底該相信什麼，所有東西都是一知半解，所以你才會感到害怕。

　　其實大家身上都有很多毒，無論檢查什麼食物都會有很多毒，所以大家不用太過於擔心，但是有一個很重要的觀念叫做「每日容許的攝取量」，每天吃一點點毒，都是沒問題的，我們的身體容許這件事情發生，今天有毒的東西吃得稍微多一點了，那麼明天我們少吃一點這樣可以嗎？這都是沒問題的，心中可以有一個天平在秤，意思就是你可以不用太過於擔心，這些都是被允許並且安全的，只要照這個準則來都是沒問題的。

❸ 自然就會抗病

　　既然我們知道了食物對於抗癌是有幫助的，那麼是不是能夠設計一個抗癌餐盤作為我們平常的飲食，從日常生活中做起防癌的準備？如下圖，動物蛋白可以多多攝取魚類、Omega-3、有機乳製品等，穀類則是避免精緻澱粉，多選擇全穀、糙米、碎小麥……，而油脂的補充可以選擇橄欖油、芥菜籽油等植物性油脂，而前文也說了香草和香料的重要性，這些如藥物般的食物也必不可少，例如：薑黃、薄荷、迷迭香、大蒜等，最後則是佔餐盤最大比例的蔬菜水果和蔬菜蛋白類，我

們可以多選擇豆類作為蛋白質來源可以減少動物性蛋白的攝取。

　　剛剛歸納出來的食物包括了穀類、豆類、種子、辛香料、好的油這些都是具有功效的，這些食物吃進身體之後，體內的抗氧化就會開始增加，或者是你多喝一些蔬菜水果所打成的果汁，人的氣色好轉、體力改善、排便有順暢，那麼你會不會努力去實踐？

　　除了外在的環境，我們的身體都有自癒力與免疫力可以調整，我們把好東西吃進去，食物有協同作用，一加一大於二，依數據顯示義大利麵包、白麵包相較於全麥食品少了 62% 的鋅、72% 的鎂、95% 的維生素 E、50% 的葉酸、72% 的鉻、78% 的維生素 B6、78% 的纖維，少了這麼多東西，這些東西不足那我們就要想辦法補回來！如果你發現你有什麼小毛病，只要找出原因，改變飲食的狀態，最後就會得到很好的效果。

　　我一天早上吃了近 50 種食物，這樣會很困難嗎？真的沒有很難，是你的觀念還沒有調整過來，你也沒有給自己一個念頭說我要這樣吃！重點在於你的意志力，人生最大的挑戰不是抗癌、抗病、三高，而是做出改變！我們要對抗的是我們的個性、習性與惰性！

④ 營養總是攝取不足？飲食習慣要改變！

　　2019 年在 Lancet 的期刊當中一篇論文研究了 1990 ～ 2017 年間的 195 個國家膳食風險對於健康的影響，該文中指出全球

抗癌餐盤示意圖

1. 動物蛋白（非必要）
魚、有機肉類、Omega-3、
有機乳製品

2. 穀類
多穀類麵包、糙米、
藜麥、碎小麥

3. 油脂
橄欖油、芥菜籽油、亞麻籽油、
Omega-3 好油

4. 香草和香料
薑黃、薄荷、百里香、
迷迭香、大蒜

5. 蔬菜水果和蔬菜蛋白
小扁豆、豌豆、
長豆、豆腐

抗癌餐盤包含
五大類食物

死因前三位為：心血管疾病、癌症、以及第二型糖尿病，而且在 2017 年全球約 2/5 的死亡可以藉由改變飲食而預防，其中更有一千一百萬人的死亡是由不良飲食所導致。以中國大陸為例主要的 3 種飲食危險因子有：高鈉攝取量，尤其是 70 歲以上的族群；低全穀類攝取量，25 ～ 50 歲的族群較常發生；最後即為低水果攝取量，這些攝取習慣最終造成了該年不良飲食死亡

Lancet 論文：國家膳食風險對於健康的影響		
THE LANCET Health effects of dietary risks in 195 countries, 1990-2017: a systematic analysis for the Global Burden of Disease Study 2017	**攝取不足**	**攝取過量**
	全穀類	鈉
	蔬果	
	豆類	紅肉
	堅果種子	
	奶類	加工肉品
	膳食纖維	
	鈣質	反式脂肪酸
	Omega-3	
	不飽和脂肪酸	含糖飲料

數的一半。

　　如同這篇論文所說，現代人在飲食習慣方面總是攝取過量對身體較不好的食品，總是攝取過量的鈉、紅肉、加工肉品、反式脂肪、含糖飲料等，而對人體較營養的全穀類、蔬果、Omega-3 等卻總是攝取不足，這樣的行為導致我們的身體成為發炎體質，所謂的發炎現象就像是在進行一場戰爭，身體對於感染性生物（如細菌或病毒）、抗原（體內的外來物質）或組織損傷的防護反應，但是身體若發生長期的發炎現象，就會造成器官、組織的損害，導致它逐漸失去功能，可能發生的現象包括：過敏、肥胖、潰瘍、自體免疫疾病、甚至是癌症等等。

　　不過比較特殊的是論文中在 Omega-3 的攝取唯一符合且超過標準的是日韓兩國，這是為什麼呢？最重要的原因就在於

飲食習慣，因為大量的海鮮是他們餐桌上常見的食物，因而在
Omega-3 好油的攝取方面才能夠遠遠超過其他國家。

❺ 全家一起吃晚餐

另外對於健康飲食很有好處的就是全家一起吃晚餐，根據
加州乳品協會（Dairy Council of California）所舉辦的網路研討
會中指出，全家人一起用餐，有以下優點：

■ 預防飲食失調

在家一起吃晚餐父母可以使孩子可以獲得較高水平的纖
維、鈣、鐵和必需維生素等營養，並降低他們飲用汽水和油炸
食品的可能性。

■ 降低肥胖的機率

國外許多的研究都顯示，家裡準備的食物，會比外食來得
少鹽少油，整體的熱量也會較低。外食大部分的蔬菜、水果與
全穀類食物普遍不足，取而代之的是各種加工食品以及高熱量
的澱粉、飲料、點心等。美國公共利益科學中心（CSPI）2008
年的研究就發現，高達 93% 的兒童餐熱量有都超過此年齡兒童
的實際所需。

■ 降低藥物濫用的機率

全家人一起吃晚餐，當然整個家庭的飲食規律、節奏、時

間都會趨於正常，原來可能因外食的行為在外面結交不好的朋友等等的機會，可能會減少，因此產生犯罪行為，或者藥物濫用的機會自然大大的減少。因為在家飲食對於味覺、口感、身體健康狀態都會有新的改善，這對於抗拒藥物濫用的意義，更凸顯在身體對食物的習慣。

　　自然對藥物濫用，不正當的藥物使用會產生排斥作用，因為身體很誠實的告訴我們，在家吃飯的良性反應產生出來了，這就是在家吃飯的好處。

■ 比較規律的睡眠習慣

　　因為在家吃飯，所有的晚上時間自然安排的會更加的規律，如果吃完飯之後再往外跑，在產生更多的情緒激動或者是神經系統亢奮的機會自然減少。所以晚上飯後可能稍作休息不管是靜心冥想、聊天放鬆，或者聽聽音樂、看看書，都可以放鬆緩衝自律神經中的交感、副交感的狀態，因此在睡眠狀況也會得到幫助得到改善。在時間上的安排也會更為正常，相對熬夜的時間會減少。

08 ／ 素食、蔬食、舒食

　　常常有人說素食有多好、有怎麼樣的見證與方式，當我生病時唯一能做的，就是開始吃素，很多保健營養系的老師朋友們都建議我要多加個蛋或魚，免得飲食不夠均衡與營養。

　　我不習慣吃素，加上治療的關係食欲與胃口變差，自己也懷疑吃素究竟對不對，但又不斷對自己說：「現在的我，想要改變習慣，請老天爺幫我透過吃素、吃蔬食來讓自己身體有所

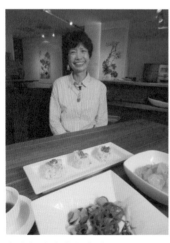

家中經常宴客的舒食趴

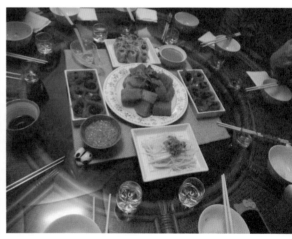

食材新鮮適當烹調就很美味

好轉。」然而面臨治療的過程，不吃點魚或肉又覺得不夠營養，於是我還是會視狀況吃一些蒸魚或水煮豬肉。

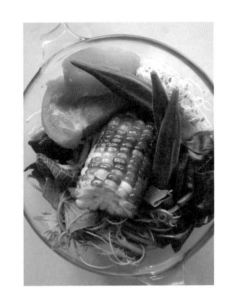

太太為了讓我能接受素食，用心地調理許多色彩繽紛、多采多姿的樣式，每種都做得非常好吃，加上她天生的創意與美感，激發食欲不成問題。我想讓更多人一起學習並享用，就從某一天開始用相機拍下菜色也記錄吃這些食物的過程。一眨眼好多年過去了，逐漸演變至今的「舒食」概念。從「素食」到「蔬食」再到「舒食」是一個心路歷程的轉變，我體會到吃了舒食讓人神清氣爽，也體會到如何用純真、平衡、歡樂的心品嘗每一道食物，體會到食物真正美好的滋味。

讓舒食幫你阻止癌細胞增生

大家或許都聽過素食、蔬食，不過什麼是「舒食」呢？舒食就是懷著一顆感恩與愉悅的心，吃出食物的「真原味」，舒食特別強調內含 80% 以上的蔬菜、水果、穀類、豆類，這個觀念最早來自於知名養生博士吳永志教我打蔬果汁。2010 年，看

到了美國前總統歐巴馬夫人蜜雪兒（Michelle Obama）帶領推廣美國「My plate（飲食餐盤）」，也就是在日常飲食一份餐盤中有 1/4 蔬菜、1/4 水果、1/4 穀豆類以及 1/4 蛋白質，並加上乾淨的飲水，我心想：「這不就是我每天的飲食方式嗎？」

美國人發現飲食對健康影響太大了，因此鼓勵民眾改變飲食方式，使一份飲食中有 3/4 都是蔬菜水果，降低脂肪與醣類的攝取，改善美國文明病的產生，這是相當大的工程。舒食內的蔬菜水果穀豆類所含的營養素、維他命、礦物質都是人體所需的物質。此外，舒食也含有大量的植物生化素，研究上又稱為「預防性化療食物」（Preventive Chemo food），即透過這些物質來預防身體得到疾病。這些植物生化素歸納起來有幾個效果，諸如：讓癌細胞凋零、阻止癌細胞的血管增生等多種好處，所以這些食物內多少具有藥物的效果，能產生治療或幫助治療的效果，從而凸顯出它們的重要性。

舒食也成了我家的生活與態度，外食對我來說就是過度加工、過度裝飾的食物，早已失去原本的清新美貌，每當我到不同餐館外食，總覺得還是回家吃吧，舒食帶來健康的我也同時豐富了我的生活與人生，更加有樂趣、有話題性、有開創性、有娛樂性，聯絡了許多陌生情感，與朋友廣結了許多善緣。

某一天我前往醫院探望一位癌末病人，當他聽了我的舒食經驗分享後，跟他太太說以後照我的建議做。他太太說：「那今晚不吃水餃了？」我心裡一驚：「他是大腸癌末期，晚上還要吃水餃！」他的飲食態度與喜好並未因為疾病而有太多改變。唉！自己的主觀控制了生命的方向，總要換個方式、換個人、

換個見證才願意聽。不知道我的建議對他有多少幫助，但心想人到底什麼時候才願意有所改變呢？我們都希望明天會更好、會越來越健康、越來越棒、不會老，卻還在用今天的思維、生活方式來吃喝、生活，使用舊的方法卻希望有新的結果，似乎有些不切實際。想要明天會更好，唯有從現在開始改變、趕快調整、持之以恆，就會不一樣了。

醬料是舒食料理的靈魂

太太所研發的舒食料理最特別的就是非常簡單的做法與食材，但是吃的人往往瞬間驚嘆不已！那股從還沒有過的新鮮感與菜的芳香、自然，是許久未被啟動的味蕾突然間有如觸電般的覺醒！

這裡面最重要的元素就是醬料，太太幼香所調拌的這些醬料其實很簡單，只是她不落俗套，不是我們一般熟悉的、傳統的、家庭或外面餐廳所用的醬料，當然基本元素還在，裡面還是含有蔥、薑、蒜等配方，但是她巧妙的搭配不同的油或辛香料整個風味就不一樣了！

我們家有一款萬用的韓式調料，它的基本方就非常的簡單，包括了薑末、蒜末、些許醬油、橄欖油或菜籽油，經過攪拌之後搭配各式的料理不論是淋上去或沾食，都非常的特別，把整個蔬菜、肉類、飯、湯都可以有另外一種風味，也是這個原因讓每一位吃過家中料理的客人們難以忘懷，連呼：為什麼這麼好吃？好特別！

　　經過這幾年我總是第一個嘗到這些醬料的首席品嘗者,這些醬料太太在調配的時候自己並不嘗試,完全憑著自己的感覺,所以很多味道她沒有實際的吃過、嘗過,倒是我為了餐桌上的調醬能夠發揮更多的變化,我也建議可以在既有的醬料上再多做嘗試,例如:在醬料裡面可以加進迷迭香油、羅勒油、松露油、也可以加上新鮮的薄荷葉、九層塔、香菜等等,還有不同的醋、義大利醋、藍梅醋、紅石榴醋,當然也有傳統的葡萄酒醋,各位想想看這麼多的組合之下,這都是多數人不會輕易嘗試也不曾這樣子吃過的,因為人們總是習慣用同樣的步驟配方做,因此這樣的創意搭配,之所以能夠讓別人產生驚喜,也正是它的獨一無二、與眾不同。

　　所以這些醬料可以是甜的、鹹的、微辣、配合著辛香料,它可以用在甜點、湯品、所吃的五穀雜糧飯、甚至於薑黃飯等,燙青菜淋上去更是鮮美!因此這些調醬我把它稱之為韓家獨創百搭的銷魂醬料。所以如何善用不同的油品、辛香料,這就是看每一個人的創意與好奇大膽的方式了!

換個方式烹調變美味

　　很多人累積了不少養生知識,也懂得採買乾淨、無毒、對健康有益的食材,但我認為對飲食的觀念不應只著重於食物的好壞或乾淨與否,而把好的成分吃下去、願意吃下去才是重點。

　　食物的美味,是為飲食劃下完美句點的關鍵。煮出不美味的菜,家人不愛吃、自己也意興闌珊,食材再好又有什麼意義

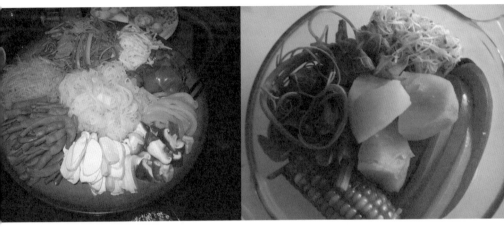

化療時期太太幼香為我做的五顏六色五行相生舒食

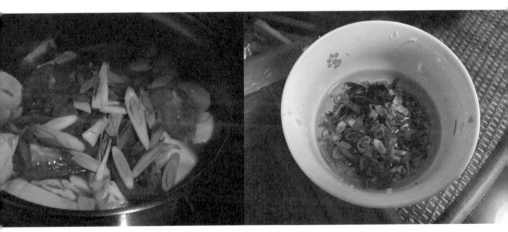

用最簡單的方式烹調，讓食物的原味呈現才是真正的健康美味

呢？回頭看家常菜中常見的炒高麗菜，總是加蒜頭、蝦米炒，難道沒有別的變化了嗎？要想點方法把常見食材變好吃、變得更受歡迎。

我的青菜作法大多是汆燙、拌生菜沙拉等，這會難吃、難看嗎？其實不然。我的作法是將青菜洗淨，不管哪種青菜都以滾水快速汆燙 30 秒後撈起，拌大蒜、橄欖油、海鹽、薑泥或淋上調味好的醬油，菜的熱氣就把醬香給引發出來了，吃起來保證跟過去口感不同，非常清爽。我的孩子有時不回家吃晚餐，總會打電話回來要求留些青菜讓他們吃，代表家裡的菜對孩子有吸引力、凝聚力與幸福的感覺，全家人都願意吃、喜歡吃。

我想很多人看到電視上名廚表演與示範，總覺得做菜好深奧、好困難，難道變換口味難度這麼高嗎？我認為一般家庭沒必要也很難做到那麼專業，老菜新味要落實可行，首要就是簡單、方便、不費力，但在這之前，更重要的是「願意改變」。許多創意料理只是在原有烹調方式上，加入一些調味料或改變烹調手法，只要用最簡單的方式讓食物原味呈現，就能使家人被家常菜所吸引。

某天，一位朋友到我家吃了舒食盛宴後讚不絕口，並對我太太幼香說：「要過年了，能否為我做一個年糕或甜點？我想送給長輩，我可以以名牌餐盤當作回饋。」我太太說：「不需要送我什麼，我很樂意幫你做。」於是我太太開始準備這份點心，想著要如何呈現？如何運送？如何不使用防腐劑的前提下，能盡快送到長輩家裡？要如何包裝等等。

我太太決定做八寶飯，我們想把八寶飯裝在玻璃盒裡，於

是買了很多不同款玻璃盒試裝，最後綁上漂亮的絲帶並裝入精美紙袋裡，不僅外觀精緻，裡面的食物也是無上美味。過完年，這位朋友前來致謝：「長輩說是吃過最好吃的八寶飯。」那年我們做了 12 份八寶飯分送給朋友長輩，大家都相當開心。

　　生活中如何創造驚喜、打破對食物的味覺與作法慣性，做得更美味、更原味、更有滋味？只要帶著深深濃濃的感情與用心，相信每個人都能做得到。嘗試一個新的習慣與作法時將發現家裡氣氛不一樣、人生不一樣、世界也不一樣了，經由食物會讓人生變得更有趣，生活變得更快樂。

09 / 抗衰逆齡吃的元素

要補充人每天所需的營養需要吃非常多種的食物，但是僅靠平常的三餐要完全攝取又有些困難，這時候蔬果汁就有它的便利性了！如果你把每天所需要攝取的蔬菜水果、五穀雜糧、堅果、油等等都打成一杯果汁，是不是一次性就能攝取到最綜合、最多樣化的營養呢？所以蔬果汁是不是一個很簡易的方法呢？

蔬果汁就是把新鮮與營養裝進杯子裡，讓你的身體能夠攝取到自身所需要的各種元素。

最會打果汁的男人

現在大家介紹我，都會說我是「全台灣最會打果汁的男人」，怎麼會這樣呢？

其實是因為《今周刊》雜誌報導時，記者在文章中這麼寫；高文音主播在本書的推薦序標題也寫著「最會打果汁的王子」。不管是王子、男人還是教授，大家都知道我最會打果汁，那可

能有很多的男人不太服氣喔！我想了又想，如果是這樣的稱呼的話，應該要有什麼特質？我列了以下 5 項：

1. 我喝下了 300 萬 C.C. 以上的果汁，請問哪位朋友也喝了這麼大量的果汁進去呢？
2. 可以調配出獨特的蔬果汁美顏減肥到排毒清血的配方。
3. 可以親身操作，充分了解食材從產地到餐桌的挑選、採買、保存、清洗的過程與步驟。
4. 非常熟悉了解食材的屬性與搭配，隨時都可以打上一杯好喝又營養的蔬果汁。
5. 對於蔬果汁的營養成分與人體效果有科學上的研究，並有測試經驗及參與論文發表。

　　我想，能夠跟我一樣有這 5 點打果汁的經驗與專業的人，應該不多吧？

　　在不同的場合、演講上，大家都會想，如果能喝上一杯是何等的興奮阿！我也了解，在一個分享、演講中帶上一些活動，能夠讓讀者、聽眾看見果汁的製作過程，喝到一杯，感受到果汁的生命力以及真心的味道，以五感去體驗，這樣對果汁的觀念會更深刻，才有可能採取行為上的改變。

　　為什麼喝這麼多蔬果汁？有什麼好處？為什麼我大力提倡推廣？華人多半忌諱生冷，很少人願意喝鮮果汁。我認識的一位原北醫教授每天帶著一大罐蔬果汁（精力湯），顏色好濃稠、好恐怖；我基於好奇也買了一堆蔬菜水果來打汁，也喝得很開心，但天氣一冷就懶了，這是我一開始的蔬果汁經驗。

　　生病時正好看到養生博士吳永志所出版的暢銷書《不一樣的自然養生法》，推廣用蔬果汁養生抗癌，當下覺得既複雜又記不住道理，所需食材多又複雜，於是仍採取一般平常的飲食。

　　然而就在我生病一年多後，太太和一位許久未見的同事碰面，她訴說自己曾因車禍開刀，做了頸椎手術、上了鋼釘。半年後發現乳房長了 3 公分腫瘤，醫師說要進行手術與治療，當下不願意再受手術之苦，這時正好看到養生博士吳永志在電視上推廣蔬果汁抗癌，便透過管道聯絡到吳永志。吳永志也受她精神感動，便指導她該如何喝蔬果汁、如何配合運動與營養補充品來治療乳癌。之後，3 公分的腫瘤果然在 6 ～ 9 個月後消失，所以她開始將蔬果汁經驗分享給更多人。

　　她為我安排與吳永志見面，當時我很期待，因為是與 70 萬本暢銷書作者難得的相見機會。吳永志看看我的左腳，按了按，告訴我要多按摩腳那些位置，加一些按摩油，有什麼樣的活絡筋骨的方法能幫助恢復健康，我也讓他看了我的檢查報告，他說恢復狀況很好，幫我開了蔬果汁的配方，他還提醒不要吃如油炸類、麵粉類、五白（白米、白鹽、白糖、白麵、味精）等。

　　我看到配方後嚇壞了，包括：30 種食材、4 大類，還有 Omega-3 的亞麻子油、Q10、抗氧化的硫辛酸等十數種營養補充品，且用量非常大，我心想：「真的要這樣子弄嗎？」回家後，太太同事告訴我這些產品在有機店、市場或是哪些網站訂購，就這樣開始了我喝蔬果汁的回春歲月。

　　一開始，家裡古老果汁機打出來的蔬菜汁又粗又硬，味道也很奇怪，但就硬著頭皮喝並吃營養補充品，還有沙拉與纖維

粉並且大量喝水，把身體堆積的宿便排出，幾天後便習慣了，我會帶著 1,000C.C. 蔬果汁出門並在一天內把它喝完。吳永志說雖稍有氧化也無妨，只要一天內喝完就好，能喝進身體比較重要，不過能喝新鮮現打的更好。剛開始甚至有 2 天上了 9 次大號，一週後發現體重開始下降，兩周就降了近 3 公斤。

之後發現小便變清了、臉上的斑變淡了、皮膚變亮了，精神似乎也變好了，唯獨每到冬天喝就覺得冷，有時也會因而流鼻涕。我會想辦法平衡果汁本身的寒性，像在果汁中加入一些辛香料、薑與黑胡椒粉，也會服用一些附子理中湯等科學中藥，多吃一些含薑的食物，在食物中加入辣油或喝熱糙米茶。

喝蔬果汁是把好的東西帶進身體，高達八大效果的各種植物生化素，尤其對殺死癌細胞、血管不正常增生是相當重要的，怎能不喝？約半年後再度與吳永志碰面，他看了我的成果，認為確有改善但還有進步空間，他又調整了蔬果汁配方，並叮嚀我要儘量少吃「粉」製品，尤其是精緻澱粉等，奉勸大家要減少精緻澱粉，一堆醣而且都是高升糖指數的食物，是促進細胞發炎的東西，避免攝取是絕對正確的。

蔬果汁輕鬆喝，掌握比例原則

其實果汁的配方千變萬化，並不需要特別按照某種配方、食譜規規矩矩地去打，完全可以隨心情變化、身體狀況、你個人的口味去做調整，不需要去拘泥於一定要怎麼做才對，以下是我平常打果汁的基本原則，簡單區分為基本方與加減方；基

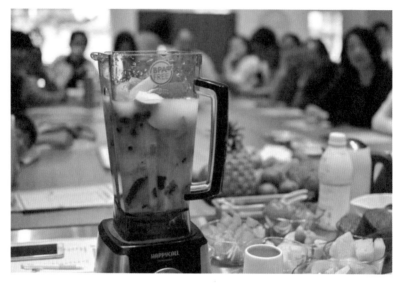

每天早上準備蔬果汁的食材，至少都有 20、30 種

本方相對複雜一些，有甜菜根、胡蘿蔔、番茄、香菜、西洋芹、老薑、檸檬、蘋果，也就是蔬菜水果類，還有辛香料類、包括薑黃粉、肉桂粉、黑胡椒粉，堅果類也可以，多少加一些就變成了基本方的主要內容。

　　加減方的材料就非常的多元，家中任何你覺得適合的蔬菜、水果、五穀雜糧、堅果或是手邊的一些保健品，酵素液體的或粉狀的都可以往裏面加，也可以加一些調味的，像百香果或酸性的水果醋等等都可以考慮。

　　以下就是給大家分享，我經常打的一些相對複雜的具有基本方的蔬果汁，還有簡單版的加減方的蔬果汁，大家可以試試

看。其實沒有一定的標準答案，多打幾次就能夠體會其中的味
道與個人身體是否能接受，再做調整就會越來越好。

曾組合過的果汁分組，給大家參考：

簡單功效配方：

◆ 漂亮不老養生果汁

水 500 ～ 700C.C.、無糖優酪乳 200C.C.、胡蘿蔔 1 條、
牛番茄 1 顆、奇異果 1 顆、蘋果 1 顆、香蕉 1 根、檸檬 1/2 顆、
鳳梨 1/6 顆、藍莓 1 小碗、紅心火龍果 1/2 顆、老薑 3 片、香
菜 2 支、海鹽少許

◆ 清腸瘦身

水 300 ～ 500C.C.、甜菜根 1 個、胡蘿蔔 1 條、西洋芹 1 根、
鳳梨 1/2 顆、奇異果 2 顆、萊姆 1 顆、香菜 6 根、老薑 5 片、
枸杞 3 大匙、黑芝麻 1 小匙、亞麻籽 2 匙

◆ 防癌強身

水 300 ～ 500C.C.、胡蘿蔔 2 根、玉米 1/2 條、番茄 2 個、
蘋果 1 顆、葡萄柚 1/4 顆、柳橙 1 顆、檸檬 1 顆、海帶芽 1 杯、
白芝麻 1 匙

其他隨意搭、隨意打，開心喝
（以下 A ～ C 水量皆 300 ～ 500C.C.）

A. 紅蘿蔔 2 條、小黃瓜 2 條、蘋果 2 顆、高麗菜 1/4 顆
B. 青江菜 2 根、蘋果 2 顆、香蕉 1 根、老薑 5 片
C. 青江菜 2 根、A 菜 1 根、亞麻仁油 1 小匙、蘋果 1 顆、
　 芭樂 1 顆、堅果 1 小碗、萊姆 1 顆

　　最後想要提醒大家的是，蔬果汁雖然在營養補充、排毒方面有一定的成效，但是並非每一個人都適合喝。尤其是很多中醫師都會反對，因為蔬菜水果確實太寒涼了，如果在冰過之後更是雪上加霜，對很多人可能未蒙其利先受其害。因此這幾年我蔬果汁是喝的比較少，因為年紀也大了，較能感受到大量的喝，對身體確實會有比較負面的影響。

　　因此，我也會在臉書或粉絲團分享這樣子的經驗，告訴大家一定要權衡利弊得失，不是一味的狂喝蔬果汁，要看自己的體質還有身體的反應，或是搭配其他的中醫藥、運動及辛香料……等平衡蔬果汁的寒涼的特性，我這樣子是比較負責的說法與分享。

聰明挑選清潔劑，經皮毒不上身

　　癌症患者絕對需要使用天然無毒的清潔系列產品。

　　癌症專科醫師均會特別囑咐病患，不能再繼續使用化學洗劑，因為石化洗劑經皮毒害的過程，會造成血液酸化及缺氧，這都有助癌細胞的增長。市售的石化合成洗劑為了達到洗淨效果，必須添加各種高度污染及高毒性的石化合成物質，造成各種血液慢性病變、皮膚病變、細胞癌化等各種人體的傷害，並衍生出對生態環境的污染。而再天然的肥皂，仍少不了苛性鈉、甘油、乳化劑，一則擔心經皮毒問題，二則有感染顧慮，三則會刺激皮膚。

　　至於怎麼挑一個好的清潔用品，可以從成分表中看出各添加物，盡量選擇沒有任何添加物或石化界面活性劑的洗劑是最好的。

遇上我最愛的洗劑，單純分享

因緣際下，我終於碰到了很棒的清洗用品，用了它讓你「幸福喜樂樂」。它是取自大自然海洋裡的礦物元素，含氧及鹼性環境的特性，不利病菌及癌細胞增長；經過多國各項檢測、皮膚測試，無化學合成接口活性劑等成份，使用時安全、無毒（甚至可食）、不擔心殘留，通過嚴格經口／經皮毒性檢測的肯定，可放心使用。

這款洗劑的主要成份是天然有機活體礦物元素，包括來自無汙染海域的深海礦物鹽、土壤礦物鹽及火山礦物鹽等。它可

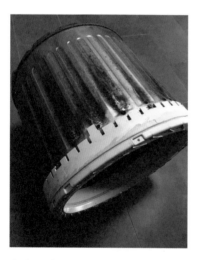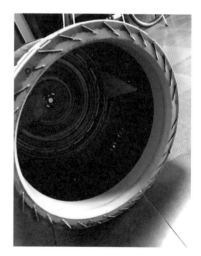

家中 10 年未洗的洗衣機內槽，
打開之後外層有點生鏽；內層仍光亮如新

以有效阻隔任何嗜酸及厭氧的病菌在本產品的環境中分裂繁殖,故可抑制大腸桿菌、金黃色黴菌、綠膿桿菌、嗜肺性桿菌、白色念珠菌……等各種對環境及人體傷害的微生物及菌種;因此無須任何添加物 (起雲劑、有機溶劑、香料、漂白劑、螢光劑、起泡劑、安定 / 穩定劑、乳化劑、黏稠劑、殺菌劑、防腐劑) 或石化界面活性劑,可維護人體、居家生活環境衛生。

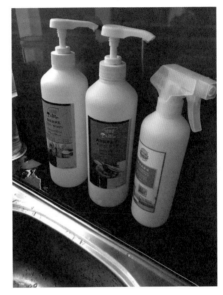

洗蔬果與洗碗筷使用的清潔劑

　　除了可以放心的清洗蔬菜、水果之外,洗衣服、洗碗、洗頭、刷牙都非常的好用,最重要的是完全沒有添加任何有害的添加物品,最神奇的是使用過後的廢水還可以用來澆花、拖地,流到了下水道也可以讓水中的環境生態得到了滋養恢復。最特別的是我家的洗衣機用了 10 年不曾洗過,有一天女兒請人清洗一下洗衣機,結果打開,清洗的師傅大吃一驚,因為竟然光亮、潔淨毫無汙垢,當然就是這個品牌的洗衣粉的威力,我也趁機給清洗師傅上了一堂課。

周邊的朋友們，使用過後都覺得太神奇了，我的一個日本朋友，我去年去日本時，送她幾罐使用，現在她用海運從台灣買回到日本使用這個最棒的洗衣粉。她說全日本所有的清潔劑、清潔用品，她用過了不知多少，只有這個最棒、最好用，開心的不得了。有了這樣子的清潔用品令人放心，又友善於環境地球，真的是一舉數得。

我因為生病而嘗試了許多改變，體驗了許多新鮮有趣的事物，這些事物包含了許多不同層次與內涵，有些難以證明，有些只能意會不能言傳，但並不代表它們不存在，身體會告訴我們答案。

有興趣的讀者，可以自行至網站查詢「海能量」

石化合成洗劑基礎成分說明：
石化合成洗劑為了達到洗淨功能的需求，必需添加許多化學添加物，且多數消費者只看見石化洗劑的強效清潔力，缺忽視了石化洗劑中的化學合成物的毒性對於環境及自身健康造成的傷害

滲透作用
・石化界面活性劑（王基苯酚）

溶解油脂
・有機溶劑（烷基、甲苯、乙醇、醚類、氟氯碳化物）

隔離作用
・磷、苯

防腐劑
・普遍使用甲醛

安定劑
・普遍使用 EDTA

黏稠劑
・黏稠作用，讓消費者感覺成分較濃

殺菌劑
・氯或者種有殺菌毒性的化學藥劑

助劑
・漂白劑、螢光劑、具有潔白鮮豔效果

柔軟劑

掩飾劑

香料

色料

病友回饋

病友回饋 1

　　我是宜珊，南投人，現居台中，在媒體上有看過您的故事，我也有奉行果汁養生哦！我也是針對自己的體質，調整食材，感受很棒！我已經喝了超過一年半了，幾乎每天都喝 1000 C.C.。我早上打果汁，我把十穀米、黑糙米、紅豆、黑豆、大豆、綠豆煮成飯來取代白米飯，然後部分打成十穀漿，加入果汁一起喝。

　　並用老薑、紅蘿蔔、甜菜根、牛蕃茄、木耳、山苦瓜、毛豆、蘆筍、印加果、海帶、紫菜、牛蒡、南瓜煮 8 分鐘，快好時，加入秋葵、青花椰、地瓜葉、枸杞、紫高麗、自種迷迭香。稍放涼，再加入：黑芝麻，杏仁粉、薑黃、胡椒、五香、核桃、杏仁、巴西堅果、蘋果帶皮、檸檬帶皮、酪梨、葡萄、芭樂、木瓜、鳳梨、蔓越莓、黑莓、藍莓、覆盆子、印加果油或苦茶油，然後打成果汁。

　　這一年半來沒有感冒過，以前是常常感冒，然後我日行 1 萬 5 千步，約 10 公里，已經走持續超過半年了每天不間斷！也明顯感受到、體力、免疫力都進步了！聽完您的演講，深切感受到，健康是需要超前部署，謝謝您！以前的我，臉部很容易浮腫。現在臉部較緊實、精神奕奕！

病友回饋 2

　　韓教授您好。我是淑慧，來自馬來西亞。上星期在 YouTube 看到您的很多視頻。本想買您之前的食譜但已不出版了。看了您的視頻，馬上就動手做蔬果汁。我在去年患乳癌第二期，半年後同位復發，所幸沒有到其他部位。做了 4 次化療，23 次放療。雖然自己打從 4 年前開始修行，但業障極重，都無法看穿這娑婆世界，還是多少會為這身體和孩子們擔憂。看到您即使遭遇坎坷，還是積極樂觀面對人生，給了我一劑強心針。希望能像您一樣積極真正快樂，放開顧慮的過接下來的日子。感恩。

營養生力軍，
降癌的好朋友

10 / 吃好油排壞油，
用油美顏養生

人體需要的六大類營養素裡面，油脂類是非常重要的，油脂在細胞上的作用，有許多功能，例如：有助於神經系統和細胞穩定、幫助脂溶性維生素攝取……等，但是一般人對油脂的特性並不了解。

基本上油脂可以分為兩大類，飽和與不飽和脂肪酸，飽和脂肪酸我們最常見的就是豬油，或是植物性的椰子油、棕櫚油，這些油站的飽和脂肪的比例非常高，甚至超過 90%，這些飽和脂肪酸攝取過多會造成心血管以及其他身體的困擾，所以不被鼓勵大量食用。

而另一類是不飽和脂肪酸，他包括了三大類，Omega-3.6.9，但是身體對於這 3 種不飽和脂肪酸的比例是有一定的需求的，一般來說，身體對於 Omega-3.6 的比例追求 1:1 或 1:2，但是現代飲食讓我們攝取比例失衡，竟然高達 1:40，讓身體持續產生發炎情況，這也就是為什麼現今呼籲重視要好多補充好的食用油，另外特別要避免的就是這些油脂被氫化後會變成反式脂肪，反式脂肪通常會出現在各種油炸、糕餅、點心會常常出現，它

有許多負面作用，容易造成身體的負擔，所以要盡量避免。

多一點 Omega-3，簡單烹調就很好

Omega-3 存在於魚油、亞麻籽油、印加果油，紫蘇油、奇亞籽油等等，都被強調是具有比較高 Omega-3 的種類，Omega-3 具有抗發炎、抗憂鬱的效果，所以在臨床上被認為是一個重要的補充物，而 Omega-6 的來源大多是大豆、花生等等，不過 Omega-6 烹調不當的話，容易轉換成不好的酸，造成身體的發炎，所以我們一般不會補充太多 Omega-6，Omega-9 最典型的就是橄欖油，這也是為什麼地中海飲食特別強調橄欖油的原因，它可以降低膽固醇、含有大量抗氧化劑等等。

我自己的用油原則就是儘量不要煎、炸、烤來烹調食物。如豬油等動物性脂肪油或是植物性的葵花子油、沙拉油，其內所含的飽和脂肪酸或 Omega-6 都太高了，長期食用下體內的 Omega-3 與 Omega-6 脂肪酸比例早已失衡，科學上建議是 1:1，但一般人往往早已失衡到 1:20 或 1:30，這會影響過多的 Omega-6 轉換成四花生乙烯酸，使體內的細胞容易發炎，會使癌細胞與脂肪細胞更容易增長，對身體不利也不易改善肥胖問題。

攝取好的 Omega-3 成為首要之務，哪些食物中具有較高濃度的 Omega-3 呢？動物性如鮭魚、鯖魚，植物性如芥菜子油、核桃油、亞麻子油、紫蘇油、大麻子油等。我會買進口自法國的不同種類的油，包括橄欖油、椰子油、亞麻子油、冷壓胡麻

油、酪梨油、核桃油、開心果油等，各種油品交替食用，用來拌沙拉、煮菜、打果汁，沾饅頭或麵包吃。

椰子油適當使用，也是養生好幫手

最近兩年非常流行的低碳生酮飲食，或是所謂的防彈咖啡，都有一個很重要的主角就是——椰子油。可是這個椰子油好像毀譽參半，各有一套論點，也讓一般老百姓無所適從，但也看得出來信者恆信。

我呢，好多年前就開始使用椰子油，也不知道誰告訴我的，我就買了，記得是斐濟的椰子油。當時不覺得有異樣，後來換了品牌，才覺得第一次的椰子油有化學的味道，喉嚨會有刺痛感，不太舒服。坊間針對椰子油也有一些負面的報導，所以我也只是偶爾吃吃，或著是用椰子油漱口；尤其使用椰子油漱口的最初期，有明顯的感覺整個口腔的牙齒清潔度與堅固度都有提升。後來把椰子油加到料理、蔬果汁、甜點裡，別有不同的風味，只要在生活樂趣上是加分的，在營養與增加吸收營養素的功能上我就相信它是對的。

這幾年也有些日本的醫生強調用椰子油加薑黃、咖哩，可以預防阿茲海默症或者是改善阿茲海默症病人的狀況。而且都有臨床上的數據和成效這也令我非常的興奮與好奇，因為我們總想用比較天然、自然的方式來保養、來處理病痛。所以椰子油是一個可以善加利用的好油，它的缺點我們去避免，它的優點我們善加利用、發揚光大，這就是我對於所有一切的食物或

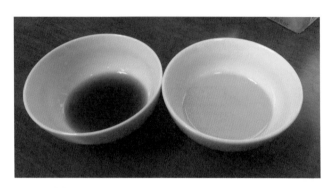

食用油應該選擇 Omega-3 含量高的油品

者一些養生的方法所抱持的態度。

　　所有評估的論斷都不要太絕對，每個東西都因人而異，也因品質、數量、使用量而有所不同，取得一個最佳的利用方法是需要學習的，也需要體驗在生活中去調整。說椰子油多好，說椰子油多差，其實也是偏頗了些。曾經有一位九十多歲的老先生看了我在《聯合報》「名人堂」的文章，給我來了一封信，用小楷毛筆字寫的，非常的令人印象深刻。他除了肯定我之外，問了我一個問題，就是他長期有牛皮癬困擾著他，好像醫療上也未見好的成效，所以很煩惱，問我有什麼方法。我當下有點傻眼，因為我又不是醫生，又不是此專業，但是在我所了解的範圍內，好的油對皮膚都有滋潤甚至有殺菌的功能，所以我隨口就建議他用椰子油塗抹看看有沒有幫助。

　　過了二、三個月，又收到他俊秀小楷的毛筆字的來信，告訴我他當下立馬就去買了一罐椰子油認真持續的塗抹二、三個月之後，現在他腳的牛皮癬完全都好了。這件事情又說明了一

個現象，就是利用自然的食物、食材也可以幫助身體恢復某一些狀況。人不要不相信，但也不要太迷信，找到適合自己的方法與材料，持之以恆，就看到了成效。真為這位老先生感到高興。

台灣好油——苦茶油

在台灣就是苦茶油可以媲美橄欖油，所以鼓勵大家可以多食用苦茶油。

台灣的連淨苦茶油榮獲了國際雙獎章（iTQi 三星 X Monde Selection 金獎），連淨堅持「安全、無毒、不造成人體與環境傷害」的核心理念，從茶樹的土壤、水源，原料與成品都具備生產履歷確保品質，只取第一道鮮搾油，追求高純度，將營養成分如茶多酚、角鯊烯、維生素 E……等，完全保留！

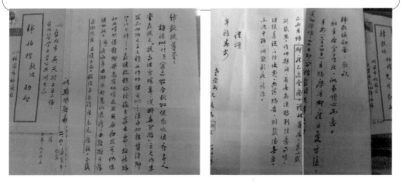

收到九十多歲讀者的來信，告知使用椰子油後皮膚狀況轉好，很替他高興

11 ╱ 營養價值極高的印加果油

　　關於印加果油，最早以前，印加果油是由日本人所發現，他們無意中在祕魯發現了這種果實，拿去研究後發現這種果實的 Omega-3 的含量與濃度很高，並且成分很純粹，Omega-3 是人體無法自己生產的，並且 Omega-3 對於抗發炎非常有效果。當日本人發現這種果實的時候，就決定開始大量種植它，在當時的祕魯大片的土地上種植的其實都是罌粟也就是毒品，日本人當下就決定要重新改造這片土地，全部種植成這些星星果，這樣子也幫助了祕魯人，一開始祕魯人也不清楚這些星星果到底有什麼療效，但是日本人給他們薪水努力去種植，後來日本人成功研發後，這些星星果就變成當地一個很重要的外銷產品，使秘魯的貧窮農婦們生活能夠得到改善。

　　當時全世界青少年自殺率最高的地方就在日本，台灣青少年的自殺率也是節節高升的趨勢，但是日本又研究了這些印加果油，發現它竟然有安神的功效，可以使人解除焦慮，所以日本厚生省，也相當於台灣的衛生福利部是認可印加果油的。對於孕婦產後憂鬱、全身性發炎、糖尿病、心腦血管病變、中風

等等情況的族群都很推薦。最近幾年也發現深海魚裡面含有豐富的 Omega-3，但是對於心血管來說，植物性的會比動物性的更好一些。

高含量 Omega-3，還能抗氧化

印加果油經由科學研究已經表明了它含有非常高的營養質量，是非常好的油籽！它的高營養價值來源於 Omega3，而一份印加果油的 Omega-3 含量就等同於核桃的 5 倍之多，更是鮭魚的 12 倍！經過美國國家食品與藥品監督管理局 FDA 認證 Omega-3 能夠降血脂、血壓、增強免疫力，預防糖尿病、防治癌症、預防中風、心肌梗塞等許多保健功能！

印加果油屬於植物性油脂，使用新鮮有機種子採用低溫冷壓的方式，直接食用、或放入沙拉是最好的選擇，最佳保鮮溫度為 20 ～ 25℃開封後需放入冰箱冷藏，而且需儘早食用完畢。相較於魚油，更是少了海洋重金屬污染、使用化學藥劑溶媒萃取，需精製去雜質脫色除臭等風險。並且印加果油含有抗氧化劑維生素 A、維生素 E(含量為橄欖油的 30 倍)、以及人體所需的優質蛋白質、胺基酸、酮等。

據研究表示印加果油因為是食用種子，不像堅果類容易造成過敏保存不當會含有黃麴毒素的疑慮，適合小孩孕婦老年人，對人體無副作用，必須留意使用量每天以不超過一匙 3 ～ 5ml (某些廠商建議食用大量印加果油每次 10 ～ 30ml，印加花生不能超過 7 顆) 食用過量可能過引發胰島素分泌過多。

選購時應注意產地與營養成分

　　現在市面上有東南亞國家如印尼、泰國、中國、台灣也種植印加果也有販賣印加果仁供壓榨，而印加果是秘魯國寶之一所以是禁止出口新鮮種子。不過，千年物種的秘魯印加果還是最能保有其原來的營養成分。目前坊間的印加果油的品質好壞不一，甚至添加了其他東西，不得不小心選購。

　　Sacha Inchi 印加果、印加花生或稱星星果，原產於秘魯亞馬遜叢林超過 3 千年，其種子有 54% 的含油量，含有豐富的蛋白質、抗氧化劑、維生素 A 和維生素 E。印加果油富含多元不飽和防酸 Omega-3（48%）， Omega-6（36%）和單元不飽和脂肪酸 Omega-9（8%），總不飽和脂肪酸超過 92% 以上、它的消化率非常高（超過 96%）。

　　2004 年巴黎世界食用油比賽中 Sacha Inchi 油獲得了優秀感官品質的金獎。2007 年 6 月，在 AVPA 特色食品商品競賽中獲得了 Médailled'（金獎）。天然印加果油的特性；因不含有三酸甘油脂所以即使冷凍也不會結成硬塊，其親水性也能直接擦於皮膚，是許多化妝品大廠牌採用的基底油。

12 / 補充微量元素礦物質，為身體充電

　　有一天，我去諮詢自然醫學的醫生，遇到一位漂亮的小姐。她告訴我，她脖子上有個小的腫瘤但不想開刀，於是找上自然醫學，想採用自然醫學方法調理。

　　我們聊了很多，也對自然醫學有些共同看法，包括：對營養補充品的吃法、用法、劑量、種類等，她告訴我，她的老外先生幫她做了很多研究，哪些東西在哪裡買的效果好，哪些東西怎麼吃會更好。我們也對飲用蔬果汁、如何購買材料、飲用後的反應交換了心得。例如：長期飲用胡蘿蔔汁，手腳會有些變黃，暫停一兩周後就會恢復很多，或是喝果汁身體會太寒可以加什麼樣的莓果類調整等。

　　聊著聊著就聊到了礦物質補充液的問題，這是自多種植物中萃取濃縮，含多種礦物質微量元素的補充液，也是我每天果汁內一定要加的材料之一，但我只知道標籤上寫著「數十種礦物質與微量元素」而沒有進一步資訊，事實上是我懶惰，不想找也不想看，只想著要相信，只想著喝了就是。

　　這位小姐很認真去尋找心目中最棒的礦物質濃縮液。為什

麼是最棒呢？原來這裡面的礦物質微量元素含量是最多的，含有七十幾種微量元素礦物質與 18 種胺基酸。它相對於其他產品也是濃度最高、純度最好，因為它單以人工方式萃取，沒有使用化學藥劑，純天然無污染。

在我專業領域中對微量元素礦物質略有瞭解，裡面所含一些特別成分，也在我的碩士與博士論文中做過研究與實驗，因此我便與他們分享我所瞭解的專業部分，雙方越來越投機，他們便把這項產品介紹給我，讓我更有機會去參與這類相關文獻，包括功效、作用、種類、來源、製程等等。一時之間自己好像成了這方面的專家，覺得很開心，好像找到一樣寶物。

缺少微量元素，容易能量不足

很多醫生與生化學家都肯定微量元素礦物質對人體的重要性，得過兩次諾貝爾獎、美國史丹福大學化學教授萊納斯‧鮑林（LinusCarl Pauling）曾說：「人類一切疾病的發生，都是因為身體缺乏了某些微量元素礦物質造成的。」我也這麼相信著。

均衡飲食、多元多樣之所以重要，是因為它能補充我們身體所需的各式微量元素礦物質，支援我們的生命系統。微量元素礦物質有什麼了不起的作用與功效呢？發動身體需要有能量，細胞需要運作、活化，身體能量才能源源不斷，若微量元素礦物質不足就好像身體沒有電池、沒插上插頭，身體的能量系統來源微弱。

有個賣電池的廣告，在電扶梯前面的地板印了兩顆電池在

上面，示意電扶梯是靠這兩顆電池運轉，換句話說，這個電池是多麼有力啊。只要用這家公司生產的電池就能讓電扶梯源源不斷地運作。我認為微量元素礦物質也有這樣的功用，現在的生活方式，營養過剩，尤其脂肪類、動物性蛋白質、醣類攝取過多，攝取過程會造成身體內鈣等多項礦物質流失。另外，偏食也會造成身體無法足夠攝取自然界所存在的微量元素、礦物質、維生素、胺基酸等。

人類本可借著飲食、飲水讓這些元素進入人體內，然而現代作物的種植環境，不是遭到過度污染就是過度種植，土壤早就貧瘠了，菜看起來雖然漂亮卻是人工施肥養出來的，所含的微量元素、礦物質不足，因此當然有必要補充啊。

這位小姐送我從國外帶回來的微量元素礦物質補充液，我也讀了這個微量元素礦物質補充液的含量、種類、濃度的科學研究資料，我開始加在蔬果汁或開水裡每天喝，再滴上一兩滴檸檬汁，使其有酸性環境更容易被身體吸收。

我上網比較了幾家產品，購買前需要留意這些錠劑、膠囊或液體，等量裡含有多少種好的物質？有的可能 10 種、有的 8 種，有的更多或更少。每種產品所含的濃度也不同，有的一顆是 500mg，有的是 300mg，價格與效果也不一樣。此外，各自有什麼成份？有些可能對身體很重要，有些可能只是一般物質。

要讓這些產品對身體產生作用必須服用一定的時間，使身體不足的物質得到補充或使其發揮該有的抗炎、抗氧化功能，總之，服用營養補充品幫助身體得到效果，時間與劑量也是其中重要的基本原則。

　　我每天會滴幾滴微量元素礦物質補充液到飲料裡，感覺上頭髮比以前黑了一些、精神比較好了。這也就是補充不足的微量元素礦物質讓身體細胞活化、運轉更為順暢流利。每個人所缺乏的微量元素礦物質不盡相同，但偶爾補充，相信並無大礙。

　　如何找到一個真正的、純的、安全的補充液是一門學問，若花了錢而對身體沒什麼幫助也就算了，最怕是對身體產生危害就得不償失了。這是我用身體接受微量元素礦物質實驗換來的經驗，基本上我對它持肯定態度，不排斥它但也不依賴它，如何讓它變成生活中的幫手，除了經濟的考慮，還要確定是無害的。

　　我很高興總是在不同場合認識不同的貴人，與我分享他們認為有趣的東西，任何事在確定無害之下無妨試著接受看看，有句話說：「與其相信，不如真實體驗、真實接觸。」身體會告訴你感覺，它們不是毒藥，有效就是有效，有幫助會感覺出來，生活中多對自己關心、注意、敏銳一點，一點一滴調整，一點一點加減，會發現其實生命是可以掌控，對身體狀態是可以把握的。

用活性水把身體缺的補回來

　　礦物質濃縮滴劑，平常我會滴幾滴到水裡面喝下去。當時吳永智博士叫我喝蔬果汁的時候，說要用活性水加到果汁裡。大家都會問什麼叫活性水？我們一般的水，裡面微量元素是不多的。濃縮滴劑滴到水裡面，然後再去打果汁，我的果汁中的

微量元素、礦物質、維生素含量會比過去多很多，整個人的精神或身體的一些生理反應等等，我都會跟以往有所不同。所以我就記住這個東西，叫活性水，又叫回春水，裡面有鈣、鎂……那它的比例它的濃度還有種類都有科學上一些數位可以參考。其實觀念是一樣，我們缺的東西再把它補回來，透過一杯水。

這個東西，我發現來源非常的天然、純淨，就是自然界裡面的那些植物，一直風化經過堆積然後變成很肥沃的土，堆積成頁岩，裡面藏有很多微量元素礦物質，頁岩縱剖面剖開會發現結晶，當地人就發現附近的動物受傷，都很快就會恢復健康，原來周邊植物很豐富的含有這些營養素，動物都可以靠吃這些植物恢復健康，是連被陷阱捕捉逃走的動物都會恢復健康。

他們就發現了頁岩裡面有這些東西，就把這個東西萃取出來，裝成一罐罐的，就是「礦物質濃縮滴劑」。這些東西不用一般的化學方式去萃取，是用水去萃取，就好像喝冰滴咖啡的原理一樣，你會發現冰滴咖啡的濃度跟顏色，就像我所看到的顏色差不多，再滴入水中，我們就可以喝到很多微量元素跟礦物質。

礦物質濃縮劑特別之處，就是它擁有強大的螯合劑的成分，把環境裡面很豐富的微量元素礦物質物，結合在一起，放到我們喝的酸性水裡面，跟天然螯合劑的鍵解就被打開，所以微量元素就被釋放出來就，變成離子態，喝下去就很容易被身體吸收，還可以把身體的重金屬，像鉛、鉻、汞排出體外，還有電解質很強的作用。所以難怪有人喝下去精神抖擻，喝下去眼睛亮起來，因此認真喝 3 天就不一樣了！

　　我相信這個從礦石裡面最原始的沉積風化堆積所蘊藏的營養素，絕對是濃度最高的種類最多的。所以因緣際會又學到一個東西，可以隨時補充。我的觀念是這些東西來自天然，都可以適時的補充，只要它無害的，就應該推廣出去。我是這樣覺得，我們的人體自己會調整機制，用身體去感受你吃的喝的。所以這是我十幾二十年，吃微量元素、營養補充品喝活性水的經驗分享。

13 / 相見不晚的養生粉，重返活力與年輕

　　我多年前開始喝蔬果汁時，會覺得身體比較涼，還會有些脹氣、胃不太舒服，時值冬天更覺得涼。搭配的其他飲食以堅果、五穀米等居多，感覺熱量不太夠，雖然精神很好、氣色變好，但人容易瘦，瘦了就覺得不實在。

　　因此請教了教我喝蔬果汁養生的專家吳永志博士，是不是有辦法不要繼續瘦下去？他介紹我吃一種「活力養生粉」，說是一位教會姊妹所做的，我便去訂了一包來試吃，說明書上寫每次吃六至七湯匙，可加在果汁、牛奶等中食用，然而我喝完蔬果汁已經半飽，養生粉的食用頻率就不多了。加上喝蔬果汁排便相當順暢，然而吃了活力養生粉後稍感不順，覺得似乎燥了些，養生粉的配方裡確實有炒過的黑芝麻，讓我在心中存了些遲疑。就這樣子愛吃不吃的，前後經過了三年多，一包 1,200 公克卻吃不到幾百克。

　　直到前幾年我偶爾還是泡養生粉來喝，發現排便的不順暢感不見了，而且更實在。也許是我這幾年間體質改變了，總之近來食用頻率上升。於是我打電話再去訂並且更詳細問了它的

成分，這一問不得了，原來還有個充滿見證的故事……。

養生粉的真實故事

我最早喝的這款養生粉的發明者與製造者是一位護理人員，她在十多年前因為工作、壓力、勞累而造成腸胃道方面疾病，看了許多醫生、花了大量醫藥費、吃了多少保健食品都不見效。折騰了十年八載，人也從六十多公斤瘦到三十多公斤，又瘦又黃，肝功能指數不佳，一度瀕臨險境狀態，她只能祈禱上帝指引她一條活路。

她很幸運地遇到了一位外國人，那是一位曾生過重病的營養飲食專家，他來到台灣時必定隨身攜帶食物，不隨便在外面亂吃。當他要離開台灣時便將剩下食材留給陳女士，陳女士吃了後發現身體狀況好轉，大感驚喜，便進一步瞭解食材內容並翻閱大量書籍、收集資訊並歸納，逐漸找出適合她吃的品項。

她也慢慢瞭解人為什麼生病？就是吃進太多不該吃的壞東西，而該吃的東西攝取不足或嚴重不均衡，結果就導致疾病。疾病原因之一就是因為營養不足、不為身體所需要的毒素又太多，在體內慢慢造成傷害。因此若要解決身體疾病，首要就是要把長期被破壞的體質、缺氧低氧及酸性的體質環境調整正常，將廢物與毒素排出身體，同時大量補充好的營養、均衡而充足，進而修補細胞、恢復活力。

她以養生粉做為主食，每天吃 5 餐，每餐吃 60 公克，一天吃掉半斤，讓自己的身體補充大量的礦物質、纖維、微量元素、

維生素等，光是這半斤養生粉就提供了 1,300 卡熱量以及 60 多克的蛋白質。在這樣均衡的營養下，每餐再搭配蔬菜、水果，蔬菜可用水煮並加上薑或苦茶油，以平衡水果的涼寒性。

不久後，她的身體一天一天好起來，她開始慢慢將養生粉由教會推廣出去，也看到她的親朋好友中有人成了見證。

日常飲用養生粉，體力好皮膚潤

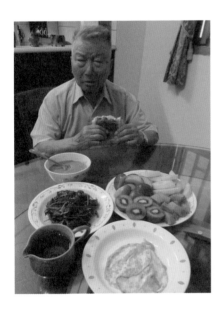

所以從那時開始，我每天都會喝養生粉，曾經一天吃 3 次，還被建議一天可以吃 5 次，再搭配蔬菜水果等，就可以變成正餐，營養絕對不會有問題，各方面都照顧到了。

經過一段時間的食用，我的體力、精神、氣色都變得很好，後來我也介紹給其他人吃，大家的回饋也都很好。所以我常開玩笑說，只要認識我的人，都會變得比過去年輕漂亮，因為他們可能開始喝蔬果汁、吃養生粉了！在原來營養缺乏的情況下，得到了營養的補充，有好的新陳代謝，所以整個人就會看起來比過去更健康、年輕，這也是我能夠抗衰逆齡的法寶！

　　我的爸爸已經一百歲了，早餐我也都請弟弟與弟妹用養生粉給他吃，他都會吃兩片烤土司、一顆荷包蛋再加上一碗養生粉，再吃點青菜、水果、喝點茶，好豐盛的早餐！他告訴我，他很喜歡養生粉的味道，而且吃了以後排便更為順暢，臉上的斑還退了呢！

　　現在，我的許多親友們也跟著喝養生粉，一位年輕男同事體檢完後拿著體檢報告來找我，問：「老師，我的血壓過高、血脂過高、肝功能低落、B肝帶原，能否給我一些建議？」我提供個人經驗與飲食方法，並送給他一包養生粉。一周後他在臉書上發訊息告訴我，血壓由160降到正常120，體重降了兩公斤，整個人感覺非常輕鬆、有精神。

　　我曾經請教營養師，若每天只吃這些東西，而減少米類或面類攝取，這樣營養足夠嗎？答案是足夠的。我們平常所吃的蛋、奶、魚、肉，有許多其實是多餘的，對身體造成的負擔難以想像。

　　我的一位研究生在寫論文，同時也在推廣美國的「得舒飲食（DASH）」。她到了內湖科學園區找受試者，剛開始執行時覺得很困難，但後來陸續傳來捷報。有人認真執行了她的得舒飲食，三周後高血壓180幾乎降到正常，再兩周後回到正常值等，他的主治醫師問他是誰教了他這種吃法，並且告訴他，只要這樣吃就不用再服用降血壓藥了。這證明慢性病、新陳代謝症候群，都能透過大幅度的飲食調整快速改善健康。

　　這其中真正的關鍵就是「你相不相信？你願不願意做？」如此而已。暫時拋開口腹之欲，暫時相信別人，不用太多的學

問、知識，只要你去做。

十多年前我認識了養生粉，七年後這段機緣才真正開始落實，之所以如此，還不是因為對周圍的人不相信與不以為然造成的嗎？若十多年前我就開始好好地喝蔬果汁、吃養生粉，也許現在我已經是另一種更健康的狀態。凡事只要開始都不算慢，慢慢來也無妨，只要不停。持續努力做對身體好的事，將會發現體力變好了、皮膚紅潤了、健康回來了。

得舒飲食（DASH）

在 1997 年，美國心髒臟病協會提出了防止高血壓的一種飲食方法，叫做得舒 DASH Diet 飲食，同時可能兼顧控制血糖、血脂，預防心血管疾病的發生。

韓教授的養生私塾

韓教授用活力養生粉壯大體魄

　　人要增強免疫力，有好幾個主要的東西，首先最重要的當然就是蔬菜水果、五穀雜糧豆類、好的脂肪、微量元素等等，這裡面想要特別強調的就是五穀雜糧豆類，為什麼五穀雜糧豆類很重要？因為未精製的五穀雜糧，含有豐富的維生素 B 群和各種礦物質，我們人體需要大量的維生素 B 群來供應細胞的增殖、氧化還原作用，都是為了維持細胞健康、製造抗體等等免疫功能有關。什麼東西含有非常豐富的五穀雜糧豆類呢？那就活力養生粉！

如何挑選養生粉

1. 富含堅果穀豆類，營養均衡，胺基酸搭配較全面者。
2. 整體蛋白質含量超過了 10 公克，滿足對植物性蛋白質的需求。
3. 可以增加機能性成分，例如：靈芝多醣體或靈芝蛋白，能調節生理機能，小孩到老人都適合食用。
4. 搭配中藥材食補概念，例如：四神湯的材料：山藥、茯苓、芡實等，提升代謝，幫助維持消化道機能。
5. 具有抗發炎、抗氧化的食材，例如：薑黃、原型胡椒粉等等。
6. 微量元素礦物質比較充足，可以全面性補充身體所容易缺的

微量元素。

7. 口感味道好喝很重要，例如有豌豆蛋白、白胡椒粉、薑黃等成分，相對來講口味會多了一點鹹味，口感滑潤，有飽足感。

8. 纖維含量高，排便順暢。

9. 可以當代餐吃，沒有特別指定哪一餐吃，能搭配一些蔬菜水果。

10. 有許多變化的吃法（變化版吃法可參考韓教授 YouTube 頻道或 FB 粉絲團分享）

11. 有些乳癌患者會對黃豆、山藥等材料忌諱，如果經過營養師評估，含量不高，並不會產生身體影響，則癌友可以安心食用。

12. 適合癌症患者每天吃 3 ～ 5 包，再搭配蔬果汁、沙拉等健康飲食方法。

13. 養顏美容、幫助入睡、精神旺盛、調節生理機能。

14. 適合年紀大的人食用，當早餐、點心等，沒有設限。

15. 容易取得微量元素、礦物質、纖維、蛋白質與熱量的補充，增強人體每日之所需。

16. 真材實料，不添加任何人工的添加劑，包括麥芽糊精、明膠、防腐劑或是非天然的食物，減少人體的負擔與增加適口性、滿足感。

17. 特別了解此產品是否經由 GMP 工廠製造，重金屬、農藥、微生物、黃麴毒素之濃度是否逐批經過 SGS 公司認證檢驗合格，確保產品的安全安心需求。

18. 最好由多種穀豆堅果類配方組成，五行五色、相生相輔，是

適合全家人能量營養補充的新選擇。

沖泡的訣竅

養生粉要泡的好喝有點小訣竅，馬克杯先加些涼開水，將穀粉倒入之後，用筷子攪拌，沿著杯壁攪拌比較容易拌勻，之後再加上熱水繼續拌勻，濃稠度可以自己決定。基本上我在喝的時候都會加一些薑黃粉、黑胡椒粉、椰子油或其他油，例如：亞麻子油、印加果油、南瓜子油等……一起攪拌喝下去，吃膩了也可以加點肉鬆！也是別有風味！年長者可能會喜歡！也可以用豆漿或牛奶一起調泡，外面的代餐或類似產品都會比較甜膩，我不太喜歡，活力養生粉天然自然，吃了不會膩，而且是每天都會想吃的好食物！

年紀大的人也可以加上高蛋白粉，來增加蛋白質的攝取，久而久之就會看到年長者的體力、腿力、精神變得更好。不只年長者，病後、產後、孕婦以及小孩也都非常適合，因為它可以每天幫助補充大量的營養素，讓身體有機會變得更好。

活力養生粉 我的變化版吃法：

養生粉的吃法，可以多元變化，隨你喜歡，不要拘泥，有時候，成不成功沒那麼重要，但去做一件事的初心很重要。

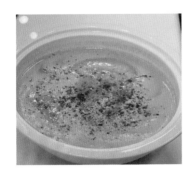

◆五行五色繽紛早餐

　　除了原有養生粉裏面的食材具有五行五色之外，另外添加了莓果粉、綠藻粉、薑黃粉、黑芝麻粉、靈芝蛋白粉，5個顏色除了養眼色彩繽紛也讓營養更加倍。

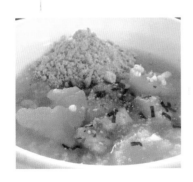

◆冬天香濃暖呼呼組合

　　杯中加入一顆蛋，使用熱水稍微沖熟蛋液，再將粉加進杯子中攪拌，喝起來更加滑潤！

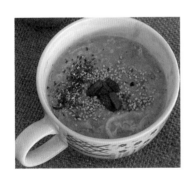

◆南瓜地瓜養生粥

　　做法是用生的白米熬煮成白粥，之後加入已經蒸好的南瓜與地瓜，再稍微煮它一會兒就可以了，再撒上半包或一包的養生粉。

14 / 抗發炎抗氧化首選就是它 ——薑黃

　　薑黃的主要成分為薑黃素（Curcumin）、去甲氧基薑黃素（Demethoxy curcumin）、去二甲氧基薑黃素（Bidemethoxycurcumin）3 個成分，合稱為類薑黃素（Curcuminoids）。

　　研究發現，酒精在動物肝臟會造成脂肪堆積、組織壞死，及發炎現象，但是若動物餵食了薑黃素，從組織切片就會發現肝臟損害的程度可大幅的降低，這個結果顯示薑黃素對於減輕酒精對肝臟所造成的傷害和脂肪代謝的負擔有很大的功效，確有保護肝臟免於受損的功能。

　　近百年來有超過 1700 篇相關的科學論文發表，屬於多酚類化合物的薑黃素，具有抗發炎、抗氧化、清除自由基、抗癌、心血管保護等作用。薑黃素本身是一個很強的抗氧化劑，其抗氧化能力更大於維生素 C、維生素 E、綠茶素與茄紅素等，因此它可以有效的保護身體及細胞免受自由基之破壞，維護身體機能。薑黃素可促進穀胱甘肽硫轉化酶（glutathione Stransferase,GST）的活性，GST 是肝臟內活性最高的解毒酵素之一，因此具有保肝能力。另外，大鼠試驗中發現，在飲食中

添加類薑黃素可增加肝乙醯輔酶 A （acyl-CoA） 活性以及預防高油脂飲食的油脂在脂肪組織及肝臟的累積。

購買時留意薑黃素含量

薑黃粉這類平常人較少接觸的辛香料，是所有食物內抗發炎、抗氧化第一名的食材，薑黃粉內的薑黃素除了具有抑制發炎效果，有助於預防與治療許多癌症，它還能增加乳癌與大腸癌等治療過程中化療藥物的敏感性與療效。例如大腸癌患者化療時同時服用薑黃粉，可以增加化療成功率。

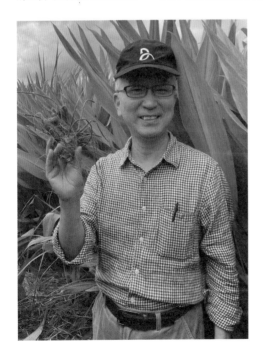

印度人癌症發生率偏低，約為美國人的 1/8 ～ 1/4，經研究發現可能來自于印度人常食用辛香料與咖哩所含的薑黃與其他辛香料成分，這也引發科學界對薑黃的研究興趣，我現在每天都食用薑黃。

某天朋友給了我一包薑黃粉，感覺它的顏色不同於市售薑黃粉，後來才知道薑

黃是一種類似薑的根莖類植物，在印度稱為薑黃、在中國與日本稱為郁金，不同品種所含的薑黃素百分比略有不同。我現在食用的薑黃粉有 3 種，其一是台灣薑黃中部本土種植研發的品種，所含薑黃素超過 4%，一般市售薑黃粉的薑黃素僅有 0.3%～0.4%，一比之下才知為何薑黃粉價差如此之大。我有一位胃癌朋友，他也賣薑黃粉，原產地在印度與緬甸交界的原始森林，薑黃素含量可達 6% 以上，品質也很棒，我也輪流吃。最神奇的是，當他胃癌切除 3/4 的胃，且轉移到腹腔腹膜，整個腹水腫脹，眼看生存希望渺茫，此時間開始化療，他自己也大量吃薑黃粉，每天 10 克，並配合魚油，竟然在一周之後，腹水退盡，至今活的好好。於是我又學到了，原來看似同種類的食物、食材，成分與來源不同，人體吸收後的效果也有所不同，要多瞭解吃下肚的食物營養素成分比例，再考慮是否符合金錢效益。增加薑黃的食用量，若無特殊狀況是可以的，方法之一是入菜、入飯、泡水，或者直接吃都可以。

韓教授養生食堂

香蕉鬱金飯

- **食材**：薑黃粉 1 茶匙（約 3 公克）、白米 4 杯、胡麻油 1 茶匙、薑末少許（約兩公分的薑）、菜籽油少許、香蕉一根。

- **烹煮方法**：首先將白米洗淨，倒入 4 杯水（第 4 杯水請拿掉 2 茶匙的水），將薑黃粉、胡麻油倒入鍋中攪拌均勻，放少許的薑末，略攪拌之，用一般煮白米飯的方式烹煮即可。

　　在蛋糕模型上塗上薄薄的一層菜籽油，將切片的香蕉貼在鍋底，鬱金飯放入模型中，輕壓定型，倒扣於器皿之中，就完成了。

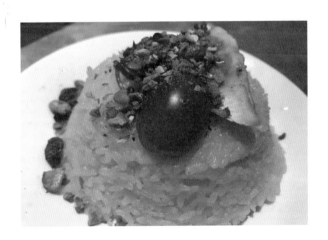

15 / 營養補充品，最佳救援王

　　有一句話叫做：比起創造一種免疫力，不如讓食物或營養品，直接利用人的自我免疫系統來刺激、激活人體的自我免疫力。所以如果營養補充品能夠跟我們的免疫系統產生作用，從內在產生這種自我免疫，是一種更好的方式，因為這個原理我蠻認同的，所以我也吃營養補充品。

　　那到底該如何正確的選擇好的保健品呢？當然安全、有效最重要！再來製造的原料需要是知名並且專業的大廠提供，比較有保障，並且在製作過程中品管嚴格，有獨家專利成分，沒有其他多餘的添加物，像是人工香料、化學色素等等，醫療級的保健品更好，並且最好是擁有臨床研究，也就是論文發表，代表更得到科學的認證，表示這個營養品是真的有輔助療效的，這是我選擇保健品的基本原則。

　　很多廠商或朋友都會介紹我很多保健品來試試，經過一些評估後，我基本上都會嘗試。像是保肝的 (靈芝多醣體、靈芝蛋白、植物硒、高單位 Q10)、B 群、魚油、葡萄籽、維他命 C 等等，非常多種，我的桌上總是擺著許多保健品，雖說每天都

是想吃就吃，但也會斟酌種類和食用量，吃的方法也會變化，像是有些可以配合平常喝的飲品來搭配，像是大豆卵磷脂，我就加在我的蔬果汁或咖啡裡面。這些營養補充品因是是食品，只要選對產品，大多對身體的好應該多於壞，所以我並不排斥補充這些保健營養品

為什麼要補充這些東西呢？就是避免我們身體缺少這些東西，像是微量元素、礦物質等等，身體會出現很多毛病，很多資料當中都可以看見，暈眩、心血管疾病、細胞老化、內分泌系統出現問題等等，所以保健品是一種補充的概念！

像是鎂，最近很熱門，前陣子我晚上睡覺的時候，也都會滴兩滴鎂的滴劑在水裡面，喝下去，幫助睡眠，有時候人難免一天下來會有些焦慮，但是鎂有助於高血壓、睡眠、調整心血管疾病、幫助入睡、穩定血糖等等，所以當我有需要的時候就可以補充，不需要想得太多。

再來我們可以把這些營養保健品歸納一下，有專家提到細胞營養處方，但是我們要吃這麼多的保健品，什麼是最重要的呢？

1. 必需脂肪酸 Omega-3
2. 完整的多醣體來調整免疫力，像是靈芝、菇類等
3. 必須胺基酸，來幫助身體的修復
4. 微量元素、礦物質等，會對細胞產生抗發炎、抗癌、神經調節的作用
5. 抗氧化、富植化素、抗自由基、抗發炎、抗糖化

　　最後，還是要提醒大家，「天然的最好」。也就是食物才是我們身體最好的藥物，保健品可以適時適量地補充，千萬不要把它當作救命仙丹或者是無所不能，長期大量服用保健品也有很多可能產生的負面影響，因為保健品的原料常常經過萃取等科技的程序，純度很高，進入身體之後未必能夠全部吸收、新陳代謝，而可能殘留下來造成身體的負擔，這個觀念不可以不去重視。

16 / 食補不如水補，
水乃百藥之王

　　大家都知道，身體每天都會通過尿液、糞便、排汗、呼吸等方式，將水排出體外，排出的量大概是 2.5 公升。這麼多的水會被排出去，可是我們每天喝進來的水夠嗎？

　　現代人常常處在缺水的狀態，我們為了保持體內水分的平衡，至少需要補充 2.5 升的水，那該怎麼樣補充呢？一般來說，我們會透過水果、蔬菜、肉類這些食物的攝入還有身體內的這些營養物質，它會自己代謝，這樣子大概會補充了大概 1.1 升的水，2.5 公升減 1.1 公升，大概還剩下 1.4、1.5 公升的水，需要透過喝水來補充。

　　但是我們發現，現代人每天沒有補充到這麼多的水，所以都處在缺水的狀態！在一次的機會，我做了一個測試，竟然發現我中度缺水，我自己都嚇了一跳！那到底什麼原因讓我缺水呢？我的水喝的不夠多？會不會就是因為這樣子所以我的皮膚沒有想像的好？睡覺的時候，頭會痛、胃潰瘍，胃不太舒服，這些是不是也都跟水有關係呢？所以當我們身體缺水，「喝不飽」的時候，我們身體的機制就會透漏一些訊息，在告訴你缺

水了，你要去注意了。

如果長期缺水的話，我們身體的細胞，酸性物質、毒害物質會越來越多，所以身體長期脫水，產生很多毒素，最常見的感覺就是，勞累，激動、生氣、焦慮、沮喪、壓抑、睡眠不足、頭腦昏脹……等，這個時候我們身體的這些細胞可能有一些破壞、突變，就有可能發生包括胃灼熱、胃痛、心絞痛、背痛、風濕性關節炎、類風濕性脊椎痛、偏頭痛、結腸痛、纖維肌瘤痛、厭食症、懷孕期的晨吐現象。這些零零總總的疾病都可能跟身體長期脫水有關，所以各位朋友如果你有這些問題的話，你可以思考怎麼樣子好好的趕快來補充一下水分。

你喝的水是好水嗎？

為什麼大部分的人都缺水，水喝得不夠呢？

很有可能是我們喝的水不好喝，因為不好喝，所以大家不喜歡喝，所以呢又加上外面這些誘惑的飲料，所以讓我們慢慢偏向喝外面這些飲料，包括茶、咖啡等等，所以喝一杯好水是非常重要的。

什麼叫好水？一是基本上它就是沒有有害的物質，再則是水裡面的這些微量元素、礦物質它是比較平衡的，第三，水中的氧氣大概要大於 5 個 PPM，這樣叫好水。 另外一點就是它最好是呈現弱鹼性，也就是它的 PH 值能夠到 7.5 以上，甚至於到 8 ～ 9 就更好。因為弱鹼性的水，它可以幫助體內的酵素、抗氧化物質的活動更加地順利，也可以幫助食物的分解、消化、

吸收的效率提升，也就是免疫力會比較提高。如果我們喝的水是沒有礦物質的水，那叫死水，死水是沒有營養的水，這個喝了怎麼會對身體有幫助呢，所以水裡面要有礦物質就變得很重要，有一定的濃度、有一定的種類，這樣子的水才可以稱為好水，是我們需要天天去喝的。

此外，口感非常的重要，口感跟什麼有關呢？跟裡面有沒有太高的硬度，碳酸鈣有關，另外跟水的分子團的密度大小有關，一般所謂的小分子團水，它的能量大概在 50～60 赫茲。但是一般外面我們喝的水大概都是 120～160 赫茲，所以比較大的水團，它的滲透力就比較差，溶解度也比較差，所以在這種幾個原則之下，無害、平衡礦物質、氧氣的濃度、還有它的弱鹼性的特色、分子團的大小。這就是定義，你是不是喝了好水的很重要的元素。所以手中的水是好水呢？還是一般的沒有感覺的水，還是所謂的死水，因為好水它能在我們的生命現象能夠發揮極大化的作用，關心一下你喝的水是不是好水？

我和好水相遇了

在一個偶然的機會，我拜訪了陳武剛博士，他要請我到他辦公室走走看看聊聊，他拿出幾瓶礦泉水要我喝，我記得剛喝下這個水的時候，含在口中有一種非常舒適的感覺，我把水停在嘴巴裡一段時間，覺得口腔非常的甘甜，慢慢地吞嚥之後，覺得有放鬆的感覺，所以當下的我有如獲至寶的喜悅，這是我第一次對陳博士給我喝這個水的第一個印象，實在是太驚喜了，

太開心了，覺得太幸福了。後來聽陳博士說，他這個好水的一些奇特的經歷，他怎麼遇到這個好水，聽了之後，就格外覺得神奇。老天爺賜給的一款好水，透過陳博士又再透過我來分享給各位朋友，這一連串的好運真的是感恩啊。這個水呢，它是天然湧出的，完全不需要任何的外力，這是最特殊的地方，所以它是一款所謂的天然鹼性的礦泉水，那他最特別的是裡面含有比較高濃度（50～70ppm）的矽，水中溶解的矽、或矽酸、或偏硅酸，各位以後喝水的時候去注意看一下，很少有這種東西的，更特別的是呢，它含有鍶、釩，還有硒等等，所以在微量元素礦物質上面，它具有一個獨特性跟豐富性。

此外，這個水為什麼會特別甘甜好喝？因為水的特質就是分子特別小、口感特別的細膩，分子小，所以它的滲透到細胞的速度，對物質的溶解都是一般水的很多很多倍。這個好喝的水，我當然就不會如此放過它囉！我回到家裡，在生活裡面，我也充分的應用，發揮我做實驗的精神，泡茶、泡咖啡，或者是煮飯、打果汁……等等，我都用這款好水來去增加它的口感，增加它的營養。

陳博士特別興奮的要告訴他，他因為遇到這款好水，所以把整個山給買了下來，再把這個工廠的設備、環境都經過整理之後，讓他的水的品質更不受外力的影響，能夠保持天然的乾淨，無毒純潔，更方便能夠達到消費者的手中。這個水，他自己也喝，他的這些企業界的朋友也喝，也喝出很多的身體上的一些感受，所以在健康效應上，在生活應用上，都有不同的風味。所以現在有的一些緊張的生活氣氛之下，又多了一款可以

讓我們放鬆舒適的好水，這對我來講是非常幸運的一件事情，透過我呢？也許各位也是變成另外一個幸運的好朋友、是我跟好水相遇的故事，所以好水要跟好朋友分享，最後也提醒大家，每天規律的飲用足量的好水，對於健康來說是十分重要的。

水為生命之源、健康之本

各位都聽過李時珍的本草綱目吧，裡面說水是最古老的良藥，水是最廉價的藥。俗話說，民以食為天食以水為先，有人說水不是藥，但比藥重要，水不是食物，但比食物重要，好水是百藥之王，好水是長壽之源，所以我們常常聽聽到醫生要叮嚀病患要多喝水，久而久之，老生常談習慣成自然，那病人往往不知所以然，事實上，喝水不僅僅是為了解渴，而是從水中尋找健康，水是生命之源，更是健康之本。

水對健康有什麼樣子的特殊的感受呢？以我的經驗而來來講，我喝了這些優質的天然礦泉水之後，我自己感覺皮膚變好，變得更細膩，精神也變好了。我跟總裁陳博士有經常有互動，因為這個水的關係，我在他一頭白髮中，竟發現在他的後腦勺長出一撮黑色的頭髮，當場著實嚇我一大跳，實在太神奇了。聽著他又說了好多好多的故事，他有很多企業界的朋友，大家都搶著要喝這個水，這些企業界的朋友大家都知道，除了有錢之外，他們最關心的就是要活得健康、活得長久，所以他們都搶著喝這個水，一箱一箱的買回去，為什麼呢？因為有些老闆們都有痛風，喝著喝著痛風就緩解了，所以水的作用就在人體

發生不可忽略的巨大的力量。所以除了水質本身的好之外，也帶來給喝水的人一種精神上的鼓勵，在我的接觸過程裡面，也看到了皮膚之外，排尿的速度變快了。

此外，喝酒的人都喜歡喝威士忌，這些威士忌如果加了一點這樣子的好水增加它的風味，會覺得喝這個酒特別的順，原來有些苦澀辣都不見了，而且口感非常好的入口。不過告訴各位，這樣不知不覺又多喝了好多酒也是不太好，不過，有這樣子讓生活的情趣，生活的風味又增加了許多。此外，水裡面有硒（Selenium）也有就是鉻（Chromium），鉻對糖尿病是有這種抑制血糖震盪的一種功能，硒也是一種抗癌重要的元素。鉀、鈉、鎂等等都是身體礦物質必須的，所以透過這樣子的飲水，除了口感之外，又有這樣子的營養的元素在，所以，我覺得這樣子太方便了，一舉數得。所以在健康上在生命上，如果有一款好水，加上李時珍的本草綱目裡面所提到的水是百藥之王，對我們來講是多麼的幸運。

發現水的能量

大家知道水也是有能量的嗎？陳博士說他發現水，裡面有很多營養成分之外，它能量很強，可是講能量，我們沒感覺，他說：「過來、過來，你用你的兩個手指頭，把這個水桶撐住、拉起來」，但是好重，拉不起來，可是你來拿這個礦泉水握在另一隻手，卻拿起來了。這個水這麼厲害，有沒有什麼道理？怎麼做到的，這水哪裡不一樣？是心念嗎？還是因為覺得它有

能量，所以就拿起來了？

　　後來老闆又拿了一瓶印尼的水，這瓶水 500C.C.，賣 500 塊台幣，在印尼非常得瘋狂，把它當神水一樣在買。這個水，把它握著，也是這樣輕鬆地拿起來，可是這瓶水上有一個標籤，你把標籤拿起來，再握著這個水就拿不起來了。那水不要了，就只握著標籤，也可以拿起來，原來那個標籤有能量，水沒有能量，水加標籤，因為我握著的是標籤，所以水拿起來。

　　我回到辦公室之後，辦公室裡面有一瓶大悲咒水，是一個朋友，他認識一位佛教的大師，某次活動發了這個大悲咒水，他很好心的給了我兩瓶，他說：「韓老師你出國的時候，帶一點這個水，到了飯店之後，洗澡、洗臉、或是喝的東西，你就滴兩滴進去，就可以了，它就會給你能量，幫你消除一點障礙。」有點像金鐘罩鐵布衫的概念？當時聽聽就過去了，沒有什麼特別的感覺。那天我就想，那大悲咒水會不會也有能量呢？剛好辦公室還有一瓶，所以我便比照之前的方式，一開始單用手拿很重的東西同樣是拿不起來，然後當我握了那杯大悲咒水後，真的就能把那東西拿起來了。我才突然發現，原來大悲咒它是會有能量的，難怪有些人相信這個大悲咒水有能量，事實上它真的能在你的身體產生力量。

　　所以我對水很要求，目前喝的天然鹼性礦泉水有以下幾個特色：

* 無病毒與細菌
* 無重金屬汙染

* 保留適當礦物質

* 飲用水質口感佳

* 輕柔美順甘醇滑潤細膩

此外，

1. 礦泉水天然湧出，經過物理方式的過濾消毒

2. 含有大量多種的微量元素、礦物質，特別是含有高濃度
   的偏硅酸（矽酸）

3. 屬於天然小分子水團 (<50 赫茲)

4. 鹼性天然礦泉水的 pH 值為 9.0 左右，而且恆久不變

5. 具有負電位的天然鹼性礦泉水，換言之可能具有清除自
   由基的效力

韓教授常用水推薦

訂購網址

https://supr.link/OOcOz

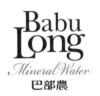

登上 SCI 期刊的黃金奈米水

　　起源是這樣子，我認識的前外交部次長，她帶我去去她同學開的店喝咖啡，一杯 500 元，不便宜。進去店裡也不覺得什麼有什麼特別之處，頂多覺得蠻文雅的，但聽說很多達官貴人去。

　　進去呢，看到一台水機，很原始，像以前在研究室的離子交換樹脂儀器，老闆他說這個機器出來的水叫黃金水，是北醫某位教授發明的。他說所泡的咖啡與茶都是使用這個水。喝到的咖啡，非常的滑、密、順、柔……有八個字形容，茶葉也是，僅只是用碗公泡的茶葉，茶葉水用湯匙攪拌而已，喝起來卻非常的滑順，最大感覺是在嘴裡是很滑潤的，想像一下那種感受。

　　過不久，有天在學校，碰到校內長官，在聊了單位裡的事情，突然他跟我說某某教授泡的咖啡真的好喝，我說我也喝過他的咖啡，真的很不錯。長官就叫我要去跟他合作推廣，這個有發展性，這是第二次因緣。結果我還沒找，某教授就自己跑來找我，說長官要他來找我，說他東西很不錯，但因為知名度不如我，需要我去幫忙推廣。

　　他告訴我這款水的原理跟效果，黃金奈米水的特點就是發明了一種陶瓷顆粒，之後再將黃金奈米化塗上去，就變成黃金奈米陶瓷，當水經過了充滿黃金奈米陶瓷的管柱，再加上打了

一個綠燈，這個時候黃金奈米陶瓷就會被激發成為激發態，這個激發態就能夠將流過去的水分子氫鍵打斷，因此水團就會變成較小的分子，而且水中含有微量的金與氫離子，這個對細胞的抗發炎、抗氧化都有一定的作用，這就是黃金水最基本的原理，黃金水也經過科學上實驗與驗證，證明它的特性包括：滲透性高、能量高等。

他有兩張專利，一是水質設備一是水的性質。水分子小、能量強、滲透力強，還有其他性質，在雙和醫院、附設醫院也做一些臨床研究，甚至在動物實驗也做很多。所以他在SCI(Science Citation Index) 發了三十多篇研究報告，證明他的水可以在阿茲海默、老人癡呆或者肺腺癌的治療人身上有幫助與減少復發，對肝臟受損上可以修補，有些人喝了頭髮變黑、身材變好及皮膚變好，睡眠也獲得改善，排尿量變大。每個人都有不同自我的症狀，去抽血都會有比較好的結果顯現出來。

因此這水就變得在生活中有可以保健的程度，好比有句話說：「藥療不如食療，食療不如水療。」這在黃帝內經或李時珍本草綱目有紀載，水療特點就像古時喝水，接山泉水喝前，水要不斷地攪拌，稱為撈水，等同去增加氧氣增加活性，用此水喝，人會比較健康。這樣一直撈一直動，就是分子變小，負離子增加，使用這水泡茶兒茶素也增加，也有實驗得知。泡咖啡的咖啡因、口感都有程度上的提升，另外用這水煮雞湯、燉中藥材，成分效果、口感也會不太一樣，所以這水叫做黃金奈米啟動水。

　　劉教授也會出去演講與分享推廣，他還告訴我那家咖啡店老闆，喝了二、三年，五十多歲竟然還長高 1.5 公分，員工也長高了，照理年紀大一般人會縮短身高，他們認知是這小分子水，不斷進入脊椎，去活化促成了長高，另外一個長高了 2 公分。長時間喝這個水有一些好處出現，某程度來講也是自然的水，沒加什麼只是通過一個能量的轉換把這個水團變小分子利於吸收。

　　市面上很多水都強調是小分子水，同樣誰的是最小的？原理都是對的，但品質要真的好、真的要有價值，就需要有科學上的證據。因此一般外面賣的水，有投過 SCI 的期刊嗎？好比某家賣的食品說，科學上有四十幾篇研究，可是是這些研究是因為這個食物而註冊來的嗎？這水被登上 SCI 十幾篇，而其他市面的有嗎？有被證明出來科學成效的嗎？市面上幾乎都沒有，只是說這個原理但沒有針對自家產品做研究，至少這款黃金奈米水就 SCI 科學研究的角度來看，我覺得這水可信度比較高。

睡眠放鬆
與冥想呼吸，
提升生命的能量

17 / 充足的睡眠，全然的放鬆

　　如何健康養生相信很多人都有一套方法，但是歸納起來，不外乎以下 25 個字「平和的心態、均衡的飲食、適當的運動、充足的睡眠、安頓的靈魂。」為什麼人需要充足的睡眠呢？其實睡覺時是修補細胞和排毒最好的一段時間，深沉的睡眠非常重要的。

　　但現代人除了生活瑣事太多太忙以外，科技產品像是手機、電視、電腦中的資訊也非常繁雜，讓人無法平靜下來，所以應當減少那些東西的接觸，使自己趨向安心、安定的狀態來好好休息。

　　哈佛醫學院的睡眠研究專家珍妮・達菲 (Jeanne Duffy) 就曾說過：「睡眠不足會使免疫系統降低。在睡眠不足的狀態下，如果你暴露於病毒存在的環境中，感染該病毒的幾率更大，或者更易患上感冒等疾病。」美國的睡眠醫學學會也建議了 18 ～ 60 歲的成年人每晚至少要保證 7 小時的睡眠，以促進最佳的健康情況，當你少於 7 小時，許多慢性疾病的風險將會大大的增加。

睡前靜心有助免疫力

如今每一個人從早上睜開眼睛到晚上閉上眼睛，這期間幾乎沒有什麼空檔或時間做一個安靜的大腦休息。當心智、神經系統都處在活躍的狀態，很容易造成交感副交感神經系統失衡，以至於晚上睡眠產生障礙。

基於這個道理，如何在睡前做一個靜心收心的作用就顯得特別的重要。睡前靜心的方法很多，包括涼水加粗鹽泡腳、聆聽靜心音樂，或靜坐、冥想、深呼吸等等。都有類似的功能，重點在於這一個意願，想要做這件事情的動機。因為只有這樣子才能夠真正的進入深層休息放鬆的狀態，整個身體的能量系統就會做精微的調整。

在靜心的狀態，也能夠有新的頻率與思想進入大腦，特別是對一天所做所為的反省，錯誤的檢討，更能夠內化成為改變的力量與行動。

圖賓根大學──斯托恩・迪米特洛夫博士他的實驗證明了睡眠會協助免疫系統殺死病毒，當我們在睡眠時，體內的許多激素含量會發生變化，因而促使免疫細胞直接附著於病毒上，並且殺死這些已經被感染的細胞。

腦場導引，幫身體徹底放鬆

腦場導引是一個音樂配合人的敘述的一個導引，讓聽的人能夠放鬆，能夠透過身體的意念導引，幫助我們的細胞恢復健

康，是不是很神奇？

其實我聽到了之後也去了解、認識了一下，好好的去聽、去想、去做！覺得它很簡單，又不花錢，也沒有不好的影響，所以很適合我們來做保養、促進健康！

怎麼會有這個機緣呢？這個東西叫做腦場，這個是前新竹工研院董事長蔡清彥博士介紹我認識的，因為這個導引能夠讓我們的細胞得到激活、得到修復。我常常會想我還有什麼方法可以幫助到癌友們？在他所有的治療、方法之外呢，還有什麼可以幫忙恢復健康？

後來我認識了腦場非常開心，所以我就去網路上好好的認識一下腦場的推廣者——李杲老師，10年來已經幫助數千癌友學習腦場協助他們恢復健康，各位可以在網路上搜尋李老師，會發現有非常多相關資料、影片與演講，大家都可以仔細聽一下，說不定會有全新的感受與認識，聽起來有點不可思議，但是他確實存在，往往我們在周邊有很簡單的方法，確實有效，但是因為太簡單了，所以會有點不相信，因而不敢去嘗試，最後錯失了機會，所以我常常說，要給自己多一次的機會，只要相信，相信周邊發生的事情，去做、去學，機會永遠是留給願意嘗試的人。

各位可以試著去搜尋一下腦場指導音樂，就會有很多影片，影片內容主要告訴我們放鬆，我們可以看到有胸部的放鬆、背部的放鬆，所以我們可以跟著導引來意識到我們的身體，整個導引當中，還有所謂的順時針慢慢的旋轉，我們的腦部可以用意念、想像腦部在旋轉，這樣子可以讓我們的大腦當中百分之

九十的細胞，慢慢的激活出來，透過意念想像細胞的放鬆與旋轉。

　　這個導引不斷的強調要我們全身放鬆，這是為什麼呢？這是因為現代人都太緊張、太壓抑，在這個導引過程當中，想像我們的頭頂有一道白色的光，這道白色的光就是我們的能量，吸收頭部白色的光，光走到哪裡，哪裡就健康，除了這樣子的想像之外，也有一種自我暗示的意思，等於是掃描我們全身的細胞，讓它活化，變得健康。

INFO

腦場導引音樂

https://www.youtube.com/watch?v=jRcoQ2N3CaA

找回光與愛，烏雲便消失了

　　李杲老師他認為人為什麼會得癌症呢？因為身體被烏雲遮蓋了，處在於一個負能量、頻率很低的一個狀態，時間久了之後，就容易得到了癌症。那我們如何把癌症給去除呢？就是要把我們心中的愛，找回來，愛就代表了陽光，陽光一來烏雲就會退去，頻率、能量就會提升，癌就是愛走音了，頻率不對了就會生病，那如何改變愛的能量無法流動的狀態？把癌調回成愛的狀態，這就是一種療癒，所以透過腦場的導引，整個人情

緒的轉變，很多事情的反省、悔改，你會發現這樣多重的改變，我們的癌細胞就會慢慢消失，健康就會找回來。

做這個腦場，會引導我們的光與愛，告訴我們自己接收了光的能量，有愛在我們的細胞裡面，釋放傷痛，讓愛回來！愛走了，癌就來；但是當愛回來了！癌就走了！從李呆老師的這個演講裡面，他也救了上萬個人，透過腦場這個方法加上人的情緒的釋放等等，都有很好的效果。

科學證據實驗結果發現，一般得癌症的人早上 8 點、下午 3 點、晚上 8 點，叫作 838，各聽一次，照著這個方式去做冥想、導引，這樣子意念的傳遞，研究發現做一次可以改變 DNA 4%，一天做 3 次就改變了 12%，就僅僅是因為相信去做，10 天就能夠得到 120% 的修復，換句話說 10 天之後，這個癌症的病人就有可能因此而恢復過來，事實上在李呆老師幫助的病例，很多都是醫生認為沒有希望了，但是透過這樣的訓練，他竟然就慢慢的恢復了！所以李呆老師在各地推廣這個腦場，那我接觸了，我認為這是一個很棒的輔助療法，可以給各位癌友們參考。

這個腦場最原先發明的人是一位數學家，他發現聽這個腦場能夠進入深層睡眠，對人的美容是有一定程度的效果的，所以他最早是用來美容的，後來發現可以幫忙癌友恢復健康，因而大為推廣。聽這個腦場可以幫助睡眠，人就會放鬆下來，專注於意念的放鬆與細胞的旋轉，就會很快的入睡。

我每天晚上睡前都把手機調整成飛行模式，然後撥放我錄下來的腦場指導音樂，這樣子配合著不知不覺就會睡著了。當然有些人會睡一睡就醒了，沒關係，醒來再睡，在你睡著的時

候，你的潛意識還是會跟著指導音樂做調整，所以這個也不是很容易就能簡單了解到他的原理的，但是我覺得有些東西不需要了解到非常深入，只要了解到這是好東西，我們就去實地去做、相信他就可以了。

這些年來我發現人要健康，身心靈都要能夠整合，得到完美的搭配，我們的身體與環境只占了 20 分，心的改變 30 分，靈性的決定高達 50 分，所以我們吃吃喝喝、環境對於身體細胞的影響，只影響了 20 分，但是我們的情緒不好，沮喪、失去了愛等等，那個衝擊、氛圍、身心都受到了傷害，這個部分占了 30 分，但是如果我們沒有得到好的靈性的覺醒，包括基督教所說的惡靈、佛教的因果，都跟我們靈性的成長有關，所以在這樣紛亂的社會裡面，我們要把靈性慢慢清理、提升起來，身心靈三個配合起來，得到很好的高分，健康才得以有保障。

18 ╱ 四十天後必有奇蹟──
印度古儒吉淨化呼吸

　　我有個朋友，常會跟我談一些靈性的東西，說實在我聽不太懂；他借書給我看，我也看了，他說了一些我聽不懂的話，我也聽了。有一天，他介紹我一個叫做「生活的藝術」的地方，帶我去那邊學習「淨化呼吸法」。

　　呼吸也要學嗎？這不是與生俱來的天賦與能力嗎？他說這種呼吸法非常神奇，他每天傍晚都會練習一個小時，幾乎不間斷，我想既然他能每天不斷持續練習，想必有其獨到之處吧。

　　「淨化呼吸法」是由國際級靈性導師古儒吉大師所創，他被印度總理封為心靈導師，在國際間被稱為「國際心靈導師聖者」，在好奇驅使與別人的好意之下，我參加了 6 天的第一階課程。課程中，有個有趣的體驗，學員們在一個活動中會相互問：「你是誰？」而被問的人必須毫不考慮，立即反應回答。我回答我是山、我是水、我是人、我是月、我是太陽、我是風……講著講著，我竟說我是那位大師的兄弟，最後竟講說自己就是古儒吉大師。

　　當下覺得自己有那麼一點感覺，之後與授課老師反映，老

師也沒說什麼，只說很好。當晚我便做了一個夢，夢見古儒吉大師背著一個背包，和我從西華飯店對面一起過馬路，我並送他到飯店住宿。這樣的夢境好實在，至今依然清晰，難道我與大師有什麼連結嗎？參加課程的接連幾天，在夢境中見了他兩三次，這種經驗讓我覺得自己的靈性似乎被提升了，覺得自己在學習心靈成長是可以相通連接的。

用呼吸把身心不平衡因素篩出來

淨化呼吸法是教人如何學會一種韻律式的呼吸，這個韻律的呼吸可以影響身心，也可以帶領我們超越、走向我們情緒的本源，也就是我們的意識。大師說呼吸與心靈是相通的，就如身體與心靈相通的一般，呼吸能將身心內部的不平衡因素篩檢出來，這就是生命的奧秘，被人遺忘的奧秘。學習這個呼吸法前，我一般吸氣大約幾秒鐘，呼氣大約也幾秒，但在學習技巧之後，我測試過，我吸氣最長可達 15 秒、呼氣可達 30 秒，讓我覺得這在呼吸的技巧上是相當大的突破，也感到很開心。

淨化呼吸法第一階課程結束的前兩天，有一個正式的全套的淨化呼吸演練，這呼吸分為三大部分，每部分有不同的呼吸次數、頻率、快慢與深淺，在大師 CD 播出聲音的引導下，學員們隨著引導老師的口令做「吸、呼、吸、呼」，一步一步地做下去，我越做越累，感覺傷口在痛，全身不舒服，時間變得很漫長，但仍隨著口令一吸一吐。古儒吉大師的引導彷彿有一種音調、有一種魅力，使人融入其中，隨著他的領導，就在一

吸一呼間終於完成。

　　老師說可以坐下或躺下來休息，這時全身有大大的放鬆感，可以好好喘口氣、閉上眼睛躺著休息。突然間，一個飄浮的軀體從實在的軀體飄了出去，當下只覺怎麼有如此神奇的景象出現。這樣子休息，感覺非常暢快舒服，剛剛做呼吸練習的過程中所感到的緊繃與刺痛都消失了，這就是我第一次學習淨化呼吸的體驗。

　　回家之後每天要至少練習一次，一套下來大概要 40 分鐘，老師說了一句話，「延續 40 天的練習必有奇蹟！」我真切聽了進去並完成了功課。對於大病初癒的我來說，是多麼重要的一句話，既然 40 天必有其奇蹟，當然一定要做滿 40 天，甚至更多。每天我在清早起床梳洗後，回到床上開始做淨化呼吸，一次一次一天一天，就這樣子做了 6 個月。有什麼感覺呢？就是在一吸一吐、肚子一飽一扁之間，感覺肚子內的廢氣都清光了，躺下休息後再坐起來，感覺神采奕奕，呼吸的深度增大了，甚至平時也在不知不覺中使用這種呼吸方式，進行每一口氣的吸吐。

　　後來雖然沒有持續每天練習，但一有機會，想做了，就會坐下來做一做淨化呼吸，尤其是壓力特別大、心情特別煩悶時，做完之後會微微出汗，夏天更是讓我滿身是汗。

　　睡前，我也會躺下來聽著引導 CD，總是很快地睡著。我體驗到認真地呼吸是多麼重要，可是一般人生活忙碌，分秒必爭，呼吸那麼淺，總在急促間完成了空氣的進出。肺部可以容納那麼大量的氣體，可是人們呼吸之間所交換的氣體卻可能不

到百分之二十，身體的氧氣總是在不足或不夠新鮮的狀態下，甚至廢氣也無法好好的排出，因此身體上許多症狀，都來自於無法有一個有效率的呼吸。

深吸深吐調整交感神經

呼吸對人體有什麼影響？根據生活的藝術基金會報導指出：壓力是對人的思想與情緒產生最大影響的來源，是人類最重要的文明病。壓力不但容易使體內的內分泌失去平衡，導致情緒低落、焦慮不安、失眠倦怠或憂鬱症，甚至也影響了人際關係、影響了工作成效、注意力、激勵等等，人難免隨時隨地都受到壓力的影響，但是壓力經年累月的、對我們的身體產生危害，無法疏解的話就會導致無法逆轉的生理變化，許多慢性病都是壓力所產生的。

為何深呼吸可以讓內心平靜下來？人的自律神經控制著我們身上的每一個細胞，如果用精神狀態來表示自律神經的平衡，交感神經就是「緊張、興奮」，那些較為高漲的情緒，而副交感神經則是「餘裕、安心」等。自律神經的平衡會在一天之內因為狀況的變動或冷熱、運動或飲食的方式而有所變化，但精神狀態會對於自律神經產生重大的影響，也就是說心情的混亂與壓力對身體的傷害尤為明顯。

當我們感到不安、焦慮、憤怒等情緒時，這時候你觀察自己的狀態就會發現，我們的呼吸會變得又淺又急促；但當我們處於平穩、安心的狀態時，呼吸就是緩慢且深長的；最後再想

像一下，我們非常緊張的時候，是不是都會透過深呼吸來放鬆並且慢慢穩定自己的心情？所以呼吸具有改變身體狀態的能力！當我們做深呼吸時，副交感神經就會受到刺激，因此吸入大量的氧氣，血管擴張開來，血液的流通更加順暢，肌肉放鬆，身體就會放鬆下來。

所以可以透過呼吸淨化法來對抗壓力，配合著瑜伽、靜坐調息等，來預防或改變對壓力的抵抗。

恆常練習釋放壓力，得到放鬆與平靜

根據研究發現，恆常練習淨化呼吸好處非常多，最常見的就是負面情緒可以逐漸轉為正面，有害的想法能從身體中排除，身體也能感到更加健康。練習呼吸淨化法後，在頭部的 beta 腦波活動有顯著的增加，也就是說當頭腦處在放鬆的狀態時，人的腦袋是冷靜且清晰的，因此理解力、記憶力、創造力、反應力等都會有所加強，故做完淨化呼吸法之後再去開會、考試、上課，會有不同的效率與結果。

此外，淨化呼吸法對壓力荷爾蒙，也就是腎上腺皮質內的激素也有所影響，也就是做完淨化呼吸法之後，確實可以使人較為放鬆，尤其是恆常的練習，維持心靈的放鬆程度更大，比聽古典音樂更能使人放鬆。

人體內有一種化學物質叫做血液乳酸鹽，當人在面臨壓力時會增加的，經過淨化呼吸法之後，研究發現該物質因身體放鬆而有所下降。對於免疫系統，淨化呼吸法也有很好的幫助，

天然殺手 NK 細胞是免疫系統的天使細胞，能破壞腫瘤細胞與被感染的細胞，經過淨化呼吸法的練習，這些人的天然殺手細胞明顯的較一般人高。對於癌症患者而言，增加這種天然殺手細胞，對於對抗癌症也就是有幫助的了。

經常暴露在化學物品與環境污染物中，容易產生自由基，與氧氣發生反應，產生氧化傷害，進而產生許多疾病，包括癌症。為了對抗這些癌症，身體必須有抗氧化酵素的抵抗系統，經過這種呼吸法的練習後，抗氧化酵素會明顯的增加，並且可以防止老化與許多慢性疾病的形成。

透過淨化呼吸法，也可以讓血清中的總膽固醇與低密度膽固醇明顯的下降，所以利用呼吸就能具有藥物一樣的療效，省錢又增強自己的健康，這麼多呼吸後的好處，難怪全世界有來自不同國家的人，願意前往印度接受一趟神秘的呼吸療法。

其實，這些科學上的研究我並不是這麼瞭解，只是抱著嘗試的心、體驗的心，願意多學習一種技巧來讓自己放鬆與減壓。在這持續的練習當中，也看到周邊練習的同伴變得越來越不一樣，也加深了自己的信心，願意介紹別人一起學習。

我認為不管從事靜坐、打禪或是調息，都可以得到呼吸的奧秘，進而對身體產生正面的健康效益，經常聽到的「腹式呼吸法」，相信這也是類似的道理，可能實行的方式不同，產生的效益也有所不同，只要持續恆久的練習，加深呼吸的深度與廣度，都可以讓人得到放鬆與平靜，讓身體的免疫力獲得加強，我推薦大家可以嘗試學習不同的呼吸方法。

韓教授的養生私塾

淨化呼吸法

　　淨化呼吸該怎麼做呢？各位如果有興趣的話可以去深入學習，當你覺得壓力很大的時候，你可以嘗試一下巴氏呼吸法，首先全身放鬆，掌心握著但是要空拳，輕輕地握著，握著大概30秒鐘後就休息一下，接下來就是開始吸跟吐，吸用鼻子吸氣，吐用嘴巴吐氣，當吸的時候，用一個最快的速度手跟著升上去，吐的時候握拳並把手收回來放到胸前，重複這兩個動作，吸吐算一下，總共需要做20下，做3輪，總共60下，這樣就可以了。

韓教授的養生私塾

用溫涼水加粗鹽泡腳

　　多年來每天晚上用一盆溫或涼水加一把粗鹽泡腳 10 分鐘，泡的過程全身放鬆、腦袋放空，變成無思慮狀態，泡完腳後再靜坐 10 ～ 20 分鐘，提升副交感神經、提升免疫力，一覺好眠。

　　做印度靜坐瑜伽的泡腳只要：冷或溫水加一把粗鹽，泡腳且靜坐 10 ～ 15 分鐘。泡腳完畢繼續靜坐 15 ～ 20 分鐘，睡前再敲敲膽經，左右各 50 下；有時也以背部撞牆，疏通膀胱經。躺在床上，再做 10 分鐘的自我療癒密碼或 10 下的腹部深呼吸，往往在這些動作還沒做完就不知不覺睡著了。

　　無論涼水或溫水（視季節而定），在水盆裡放入一把粗鹽，靜靜地泡腳，10 分鐘後把腳沖洗一下擦乾即可。這樣泡腳也像是靜坐，再配合一些手勢，就能把身體內的一些負能量或是穢氣、毒素排出去。我覺得泡腳最大的作用是涼化肝臟，肝臟先天處在較易上火的狀態，也就是慢性發炎的狀態，這在醫學上是檢查不出來，但它還是存在，也是中醫所說的上火，透過泡腳可達到降火的效果。也可以把冰塊用毛巾包起來，貼在肝臟部位，一邊泡腳、一邊靜坐、一邊涼化肝臟更佳。

　　肝臟若得到涼化，很多穴道跟輪脈就會跟著得到清理與舒緩了。這是每天都要持之以恆去做的事，持續一年多後，有一

天， 我發現這幾年的夏天，大家都會覺得很熱、要開冷氣與風扇，但我竟然不覺得熱，好奇怪。最後我終於解開謎團，原來是我平常練習的結果，造成不怕熱，也就是真正的「心靜自然涼」。肝涼化了，心情平靜下來了，就感覺不到外在的熱，這就是體內自然調整的一個過程。

19 ╱ 三脈七輪的清理──
印度霎哈嘉靜坐冥想瑜伽

　　冥想是目前美國增長最快的健康趨勢，在美國的疾病預防控制中心的最新報告就顯示，在過去五年以來冥想在美國的受歡迎程度就增長了 3 倍以上！不僅僅是大人，在孩童方面嘗試冥想的數量也有高度的增長。除此之外，許多知名人物也都在使用靜坐冥想，喬丹、賈伯斯、史瓦辛格、湯姆漢克斯、麥當娜都是冥想練習的鐵粉，喬丹曾透露，為了讓自己始終可以保持平靜，多年來它一直堅持一個習慣，那就是──冥想。

　　美國國家衛生研究院 NIH 與疾病管制與預防中心 CDC 進行的一項新的全國調查報告顯示，2017 年，估計有 3520 萬的美國 18 歲以上的成年人進行冥想。在瑜伽方面，從 9.5% 上升到 14.3%。冥想則由 11.6% 增長到 14.2%。這些現象都說明，呼吸與冥想在美國是一種爆炸式的增長。

　　同時也發現，在 4 ～ 17 歲的兒童中，冥想的提升甚至比瑜伽更為明顯。2017 年有 5.4% 的兒童他們會進行冥想，與 2012 年的 0.6% 的兒童相比，是將近九倍的成長。

　　除此之外，許多知名人物也都在使用靜坐冥想。

冥想到底是什麼？

冥想是一種改變意識的方法，將意識和注意力集中在一起，通過獲得深度的寧靜狀態，而增強自我認知能力和良好的狀態，最終目的在於把人引導到解脫的境界，將心神收歸身體，不去胡思亂想，幫助人們告別負面情緒，重新掌控生活。

為什麼需要靜坐冥想呢？隨著生活節奏不斷加快，人們心中的浮躁感越來越強，很多人開始有意識地找尋內心的寧靜，而冥想恰恰能舒緩緊張的頭腦。靜坐冥想就是幸福感的充電站，它能夠增強神經連結並切時改變這些網路構造，從而使人提高幸福感、幫助緩解精神壓力，誘發有益的健康模式，獲得持續的專注力。

此外靜坐冥想也能夠讓體內的賀爾蒙不崩壞，並且幫助保持大腦的健康。有靜坐習慣的人在面對壓力時，體內的可體松較低，免疫系統對於壓力的反應較佳，而且研究中發現，長期堅持冥想的人，到了四、五十歲時，腦灰質體積仍然與普通的二、三十歲年輕人相差無幾。

引用一段靈哈嘉瑜伽創始人 Shri Mataji 所說的一段話：「透過深層的靜坐，才能獲得清明的頭腦，然而若頭腦還塞滿著狂躁的慾望，靜坐是不可能發生的。沒有入靜，就沒有辦法知道自己陷在什麼錯誤當中，也沒有智慧去糾正自己，因此入靜，或說冥想，即 Meditation 是不可少的。入靜中，宇宙無所不在的生命能量令你成長。」

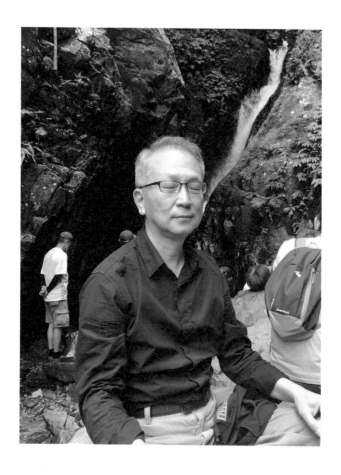

我與霎哈嘉瑜伽相遇

在因緣際會下，我學了一種印度的靜坐冥想瑜伽，我將它稱之為「啟動生命能量與自覺的靜坐瑜伽」。

事情是這樣的，有一位朋友到我們家來，她叫我在椅子上坐著，她點了一根蠟燭繞到我們身後，並要我們把雙手放在大腿上，掌心向上，接著她開始了一些動作，這時我感覺到兩個手掌一直發熱。

當下覺得很不可思議，不知道她做了什麼，後來瞭解她就只是在我們身後做一些手勢而已。她說這些手勢是在幫我們得到自覺，她已經被啟動且已經得到自覺，所以也幫我們得到自覺，透過這樣自覺後就可以進一步修煉，也就是練靜坐冥想瑜伽。

我後來給它的解釋是「讓每一個人啟動它內在的、人所擁有的先天的能量，讓體內能量升起來，而有機會與宇宙的能量做連結，進而強化身體的能量，幫助打開身體一些阻塞的地方，排除一些身體的毒素或是疏通身體的經絡，像是印度所稱的七輪、三脈」，每個人身體裡都存有先天能量，但因為很少被啟動、沒有被提升，於是常有情緒波動或身體的症況。

左右平衡七輪通暢，身心才會健康

我上了靜坐冥想瑜伽的基本理論課程，聽了人體的七輪、三脈——也就是左中右脈，人與生俱來的能量是藏在人的三角

骨裡面，大約在人體尾椎的位置，好像在那裡沉睡著，但不容易把它喚醒，所以求道之人，無論佛家道家都想要提升這個能量，使之沿著中脈上升然後連接外在的天地宇宙能量。

現代人的生活態度多半偏左或偏右，於是這能量就偏了，又因為能量提升不起來，人就不平衡了、阻塞了。偏左脈的人一般比較憂鬱細膩、較寡言、想得比較多，這種人特別容易得癌症。而偏右脈的人則剛好相反，比較積極主觀。若左右脈失衡就會對身體上、個性上、行為上形成影響。

而這與七輪也有關係，七輪阻塞到不同的地方就會出現不同的病症。七輪阻塞與否可以在人的五指感受到，當靜坐時感到左右五指刺刺麻麻，就代表確實有阻塞不通的地方，如何把三脈調回中脈，也就是中庸之道，便是修行的課題。過去不瞭解這個系統，後來明白我罹癌最可能是心理因素造成的，想不開、抑鬱、比較偏左脈，而該如何化解問題，最簡單的方法就是靠靜坐，讓能量進來。

靜坐冥想瑜伽最特別的是沒有什麼規範與約束，只要找一個舒服的地方坐著，讓自己儘量舒服放鬆，然後雙手放在腿上、掌心向上，點一根蠟燭，並放著靜坐冥想瑜伽創始人（稱之為母親）的照片。點蠟燭是表示尊重，告訴大家我現在正在靜坐，表示一種不同的情境，而且蠟燭是一個火的元素，可以燃燒你周圍負面的、不潔的東西。

除去雜念，排出穢氣與負能量

　　靜坐時的最大原則是什麼都不想，稱之為無思無慮，此時身體的能量就會起來。靜坐只要 10 ～ 20 分鐘就可以，時間能更長當然更好，在這 10 分鐘只要能進入無思無慮的狀態就好，這是天生本能的，不用做什麼招式就能做到。這時會感覺到雙掌中有一股微微的涼風升起，頭頂的頂輪也會有一股涼風，當有此感覺時就代表能量與自覺升起來了，能量起來後會進入脈輪清理阻塞之處。

　　靜坐時常會有許多不同的思緒，就讓它來讓它走，之後慢慢進行到一個狀態後，意識會變得比較清明。有些人身上有些阻塞、輪脈有一些傷害，可透過一些所謂的技巧來處理。剛剛說用火、用蠟燭就是其中之一，比如說左脈阻塞，就在身體左邊、對左脈多點個二、三根蠟燭，以此清理左脈的阻塞問題。此外，我學靜坐瑜伽每天要做的事情除了靜坐，另一件事就是泡腳，無論冷熱水（視季節而定），在水盆裡放入一把粗鹽，靜靜地泡腳，10 分鐘後把腳沖洗一下擦乾即可。

　　這樣泡腳也帶有靜坐的味道，再配合一些手勢，就能把身體內的一些負能量或是穢氣、毒素排出去。我覺得泡腳最大的作用是涼化肝臟，肝臟先天處在較易上火的狀態，也就是慢性發炎的狀態，這在醫學上是檢查不出來，但它還是存在，也是中醫所說的上火，透過泡腳可達到降火的效果。也可以把冰塊用毛巾包起來，貼在肝臟部位，一邊泡腳、一邊靜坐、一邊涼化肝臟更佳。

肝涼化了，心情也平靜下來

　　肝臟若得到涼化，很多穴道跟輪脈就會跟著得到清理與舒緩了。這是每天都要持之以恆去做的事，持續一年多後，有一天，我發現這幾年的夏天，大家都會覺得很熱、要開冷氣與風扇，但我竟然不覺得熱，好奇怪。最後我終於解開謎團，原來是我平常練習的結果，造成不怕熱，也就是真正的「心靜自然涼」。肝涼化了，心情平靜下來了，就感覺不到外在的熱，這就是體內自然調整的一個過程。

　　第一年如此，第二年仍然如此，人也不煩躁了，肝臟處在比較平穩、緩和、涼化的狀態，對肝功能的穩定有很大幫助。我大概每個禮拜去參加團體靜坐一次，並視需要在睡前泡腳。

　　大家修煉、提升能量，最終的目的就是讓身體有更多能量、讓家庭更和諧，這就是霎哈嘉瑜伽。或許與其它禪修或靜坐不同，但最終目的是一樣的。霎哈嘉瑜伽創始人 Shri Mataji 在全世界推廣的影片，內容都是在講如何提升靈性，如何保持純潔，讓自己變成自己的導師，如何去除過多的欲望，藉由靜坐來達到內在能量的提升，這是靈性上的一種成長與修行。她說這種能力是與生俱來的，要求道、求能量的提升是自然而然的發生，只要練習即可，這就是瑜伽，與生俱來天人合一的境界，根本不需要花錢，所以她所傳授的東西是免費的。我覺得是很不錯的體驗，我很開心有機會學習這些，深入裡面的學問非常深，有興趣的人可以試試看。

20 ╱ 連結自身能量系統的 自我療癒密碼

　　我認識一位曾罹患憂鬱症的志工朋友，她用心靈療癒法控制住病情。後來她發現自己罹患了乳癌，回想過去她一直在協助別人克服障礙，現在卻輪到她，她想既然能靠心靈療癒法克服憂鬱症，或許也能對抗乳癌，所以遲遲不去就醫，9個月後病情惡化到第三期末，住進安寧病房。

　　醫生鼓勵她不要放棄，她開始做化療。神奇的是，她做化療並不會感到副作用的不舒服，幾年下來，發現癌細胞轉移到了肝，她持續進行化療，並搭配心靈療癒方法，結果最近檢查，發現病情大有改善，6公分的肝腫瘤不見了，乳房內的腫瘤似乎是鈣化了，她將這個改善的功勞歸功於療癒密碼的協助。如今她常幫助別人找出心靈的問題源頭，從而改善，她並推薦我看《療癒密碼》這本書。

　　書中內容提到地球上有某個東西，幾乎能夠療癒所有的問題，就是人的免疫與自我療癒系統，但把我們免疫系統關閉的東西叫做壓力。這不是我們理解中的那種壓力，而是潛意識中的壓力，而能把免疫系統與自癒系統再啟動的則是療癒密碼。

在治療疾病的過程中，逐漸透過心靈層次去消除細胞內記憶下來的負面圖片、影像，從而恢復細胞的自我療癒效果。這個療癒方法的優點是無害、免費的、可快速見效來增強信心、能自助也能幫助別人。人八成的健康問題與壓力有關，壓力的根源來自於負面的細胞記憶，若能改變這些圖像記憶則能治療身心。

書中的一位推薦人表示，我們毫不經意的一些行為往往影響孩子一生，無關乎他的年齡與成長程度。例如有位先生，每當伴侶要轉頭就走時，他總會有莫名的恐懼情緒發生，他後來發現那來自於他童年無意間受到的創傷，儘管對他來說只是件小事。

我們的問題常常不是出在方法有多難執行，而是我們有多大意願持之以恆地去練習，「嘗試療癒密碼的那一瞬間，你的人生便開始轉變，請試試看，並目睹奇蹟發生。」一旦開始嘗試就不一樣了。這著實讓我想到去學淨化呼吸時，老師也說持續 40 天必有奇蹟發生，看到不一樣的自己。

這本書的作者亞歷山大‧洛伊德 (Alexander Loyd) 也在網路上提供了「心病探測器」，協助閱讀者在使用療癒密碼前可以先自我檢測，找出自己最需要先改變的問題，心病共分 12 種，分別是：無法原諒、有害行為、錯誤信念、自私心理、悲傷憂慮、焦慮恐懼、挫折憤怒與不耐煩、拒絕與嚴苛、覺得自己不夠好、控制、傲慢與病態驕傲、容易失控。

他並指出，這些心病除了前三項是一般常人大多共同的心病，其他的領域則與身體的器官、系統疾病有關。例如：若有

自私心病，內分泌系統會有問題；若是憂鬱悲傷則皮膚會不好，若恐懼焦慮則腸胃不佳，若挫折焦慮則免疫系統失調，若嚴苛則中樞系統會有問題，若自覺不佳呼吸系統會出問題，若控制欲很強生殖系統不佳，若病態的驕傲、掌控形象欲望強，則循環系統會出問題，若容易失控肌肉骨骼會生病。

　　開始之前，要先回想心中「愛」的記憶，重新啟動正面的回憶，接著要進行祈禱，書中有介紹一些簡單的祈禱文。接著評估自己最近最困擾、最痛苦的事情，例如對誰感到憤怒或感到憂慮悲傷。然後回想過去相似的體驗，找出與現在的恐懼有關聯的影像，之後對這種情緒給予 1～10 分的評分，優先處理分數最高的事情，接著就照著書中的手勢與方法來進行。推薦大家去閱讀這本書，協助自己改善潛在的心病。我相信它已改善我的身心靈健康，至今仍持續在做，每天至少 10 分鐘。

Chapter

05

禪修與靜心，
修智慧悟出
人生之道

21 ╱ 每一個相遇都是緣

　　我在化療時情緒不是很好，某天北醫有個老師說要到辦公室來看我，我就說那我們一起出去走走好了。他帶我到杭州南路上淨空和尚的視聽圖書館，最頂樓是個佛堂，感覺非常寧靜與莊嚴，那位老師在圖書館幫我挑了一些書與 CD 讓我帶回去，我問他怎麼會認識這個地方，他說剛進大學時受到一些事情的刺激，陷入困境，就靠佛來幫他度過難關，後來身體上有些病痛，也是靠淨空和尚的講經來化解。

　　又有一次，一個偶然機會裡遇到我二、三十年沒見的老同學，他告訴我他在十多年前得到腦瘤，這個機緣讓他接觸了佛法，把他帶出另一個新的人生，他滿口佛經佛法、引經據典，他每天誦經、打坐等等，而他的老師、上師就是淨空和尚。從他身上我又接觸到了淨空和尚相關的經驗，他也送了我淨空和尚一些有關冥想的 CD 或結緣品如弟子規等等，說實在的，我也沒有很認真地去聽去看。

　　過了一陣子，有一天我早晨五點多就醒了，躺在床上不知道想什麼，突然間耳邊出現了一個小女生的聲音對我講話，因

為太清楚了、太真實了，我嚇了一大跳。她只說了兩個字：念佛。我想是不是自己沒有好好念佛？自皈依後，我的師姐要我念心經與大悲咒，所以我只會念這兩個，每天念 3 遍，有點交差了事的味道。這時耳邊突然出現這聲音，這件事就放在了心上，又不知該怎麼去執行。

直到有一天，我無意間轉電視頻道，看到是淨空和尚在講金剛經，我就坐著聽，越聽越有趣，不知不覺就聽了一個小時。此後只要時間允許，就打開電視聽淨空和尚講經，我喜歡這樣子修課，從聽他講經中我學習到很多，也認真做了很多筆記，只要是有感覺的、有道理的就把它寫下來，有空時再看一看，我發現自己正在反省、正在體會，聽的過程感覺很舒服、很歡喜，我想這是對的感覺。後來我才懂了，原來這就是那位小女孩在我耳邊說的「念佛」，也就是淨空和尚推廣的念佛法，每天都要念 10 遍的阿彌陀佛，每天 5 次、一次 10 遍，在念佛學佛的道路上，這些的機緣與連結給我了很多不同的體驗與訓示。

韓教授的養生私塾

聖嚴法師讓我懂得——執迷不悟

　　有一天，朋友送了我一本《慢行聽禪》的書，這是殷琪向聖嚴法師求佛法、對談收錄成的書，我很喜歡這本書，看到不同宗教之間的差異，也看出聖嚴法師身為宗教家、教育家的風範。最令我深刻的是瞭解什麼叫做「執迷不悟」，聖嚴法師對迷與悟的解釋讓我有很大的啟發。

　　他說，人面對事情往往只看到結果，不追究原因，只在結果上面打轉，結果越解越複雜，陷入迷境越處理越麻煩，苦上加苦，從而「執迷」而不「悟」。在生活中，不管誰在事業、愛情、財務上遇到困難，往往只會被安慰說再繼續努力，實際上要看困境的起因是什麼，就像男女朋友分手，往往不看原因只論男錯或女錯，只記得發生的不愉快，自己受傷了，便以激烈的手段傷害對方，甚至殃及無辜。

　　以前對執迷不悟這句話朗朗上口時，只知道字面上的意思，但從書中這樣解釋就能體會箇中的精髓，當下便覺得開心與頓悟，現在我看事情會去找原因，而少在結果上面打轉。

22 / 修行是健康唯一的路

做人及格，就是真正的修行。

從學佛經驗裡發現，修行是健康唯一的路，修正不良的生活習慣、行為與個性，由接觸佛法、經典來修身養性，轉變過去不好的生活習慣。這些經典讓我發現不能再像過去那個樣子，如果腳痛只會哀哀叫，不去找原因、不去改變行為，光是念經能解決問題嗎？念經的深層意義是讓我們有機會發現原因、反省自己，也就是讓人有所覺悟。

我雖不像一般佛家子弟，經常按規範念經、參加法會或活動，我只是按照自己的想法去接觸與學習佛法，從接觸佛學的經典中，我變得比較與世無爭，很多事情看得比較輕、比較淡，甚至看破了，不再執著於一些表象也更容易放下，覺得很開心。

我也可以接受不同宗教，聽基督教的聖經講做人做事的道理也很好，只是用另外一種語言、另外一種方式來表達，我同樣感受到裡面的力量。每個派別講的東西各有所長，我都可以欣然接受，這就是人世間裡，佛法人人可以學、可以接觸。台中的陳老師告訴我，這些東西要落實在生活上，並且身體力行，

才是真正的修行、真正的佛法。現在我起心動念、舉手投足之間，可能都有佛法的影子。

從這裡我也體會到什麼叫做「放下屠刀、立地成佛」，回歸到最原始的本性，也就是佛性，也就是最初的人性。有些人拿刀拿槍一輩子，當有一天徹底覺悟，下定決心放下了，立刻就成為別人的菩薩了。我認為現代人不需要放下刀槍，而是放下嘴巴這把利劍，多說好話、多傾聽、多美言、多體貼，一樣可以成佛，自己平和了、周圍環境也跟著平和了。

我也開始比較瞭解什麼是靜、什麼是悟、什麼是慈悲與傲慢。星雲法師講過一句話，「發慈悲心、開方便門。」許多人認為自己在做好事，但我發現給人方便，才是真正的慈悲。

許多人會認為慈悲就是為對方好、為社會大眾好，事實上是加諸一些壓力或框架給對方。古人說：「給人方便，就是給自己方便。」這裡面包含很深的慈悲精神。我書可能讀了不少，但書上的知識、科技對於解決我的問題幫助十分有限，最後真正能解決我的問題的是智慧。智慧要如何升起，就靠平時不斷修煉，學佛是一個方式，因為學佛讓我對很多事情有了新一層的看法與體驗，人家說英雄是「拿得起、放得下」，但真正難的不是拿得起，而是放得下。

有人說上台靠機緣、下台靠智慧，在面對人生大事與在面對人生困苦時，智慧是唯一能解決的方法。如何增得智慧？我相信開始有一點智慧了，因為接觸了佛法後真的有智慧多了。

23 / 禪修對我的影響

　　現在只要有人告訴我新鮮未曾體驗過的事情，我都願意去嘗試看看，當然我會先思考過濾一下這件事情是否不好，但只要時間允許，我都覺得沒有所謂不好的事情。

　　有一次，我去參加法鼓山的禪修活動，打坐讓人有些痛苦，或許是我曾開過刀所以腰腿較容易不適，但好在也沒特別要求要怎麼坐。

　　法師教我們如何放鬆，教我們從頭皮、面部表情、背、腰、小腿一個一個部位逐步放鬆，進入全身鬆的狀態。在打坐之前會先熱身，全身動一動，打坐之後則要按摩，全身到處按一按，感覺好像在做另一種不一樣的練功。我打禪一段時間後終於找到較舒服的姿勢，我把蒲團立起來，用跪姿較能久坐，腰也挺得比較直，雖然思緒還是亂飄，但總也感覺那一炷香的時間過得快些。

　　打禪很重要的精神就是談「身心合一」，而不是分離，人常常身心二用，我在書中讀過「視而不見」、「聽而不聞」、「口是心非」等，這便是身心分離。透過禁語與打禪，學會放鬆後

便能讓身心狀況得到調整、收得回來，讓身心合一。舉例來說，有一個練習是當我們看到一花一草一木，都不要去批判，無論它是美是醜，這才瞭解原來所謂的視而「不見」並非裝作沒看到，而是看了與沒看無異，因為心不起波瀾、不給予主觀意見。

至於身心合一，就是吃飯時要認真專注地吃，去體驗食物的味道，走路時則要專心地走。行禮佛就是一步一拜的方式，三天下來也拜了有二、三百下，從原先的腰酸背痛到後來也不酸了。很多原本覺得辛苦的事，在不得不做的當下，不久也就適應了，這些無非都是在磨練我們的心智。

學習身、心、食合一

說到了吃，禪修時，5點起床後會先做早課，7點時用早飯。法鼓山的早餐非常豐盛，採用自助餐形式，看到美食，貪念又起來了，我只能形容說那是我一生中吃過最棒的素食，無論食材、烹調技術、方法都非常棒，搭配的顏色非常豐富，最重要的是這些食物都能吃出原本的天然原味，這些菜完全不使用任何額外的添加物，連使用的醬汁都幾近原味，吃下肚不會有不舒服的感覺。從稀飯、乾飯、麵線、菜，再加上甜點、水果、湯、小菜等一應俱全，每樣都好好地品嘗一番，光看著那些食物的搭配，便感覺到「用心」兩個字，只能以極品形容。

用心這兩個字在其他部分也感受得到，禪修學員約百人，而招呼這一百人的團隊，從法師到廚師、義工等也同樣是一百多人，廚房乾淨整齊，食物環保節約也很用心，用過餐的餐盤

甚至用開水沖一沖後，把剩餘湯汁與菜汁也喝下去，讓我體會到連喝洗盤子的水都讓人如此自發願意、心甘情願。在此，無處不讓人感到慚愧與感恩。

課堂間也有「早與午茶」，有休息時間可以品嘗茶點，每個人拿著咖啡與點心，看著窗外山明水秀，嫋嫋輕霧，彷若仙境，可惜無法言語，只能默默的吃，體會到這就是身、心、食合一的境界。在那幾天常常做的一個動作是合十，為的是要「攝心」，要把心收回來，表示誠敬。現在我若搭大眾交通工具時，就會合十靜心，不再亂看沿路風景，心靜下來感覺安寧、安靜且輕鬆。現代人生活講求「快、趕、急」，這裡卻剛好相反，「輕、柔、慢、順」，甚至也重新練習走路，時慢、時快，把注意力放在腳上也是一種磨練。

人會因為好奇而嘗試很多事，體驗後慢慢將觸角收回來，去蕪存菁，選擇舒服的、排除不舒服的，而後才會專注去做自己願意且喜歡做的事，尤其在念了許多書之後，往往無法排除成見，只有在嘗試過後才會體會到自己到底要什麼。畢竟，「感覺」這件事若不用心去做，是無法有深刻印象的，沒有接觸就沒有感覺、沒有體驗就沒有感覺，沒有感覺則很難進一步落實。我沒有刻意想傳遞佛法或宣揚宗教，但這本書裡面所提到的各種方式也不妨試試，再從中選擇自己喜歡的做吧。

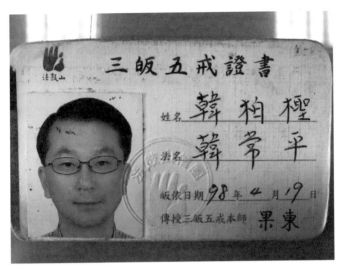

法鼓山皈依證書

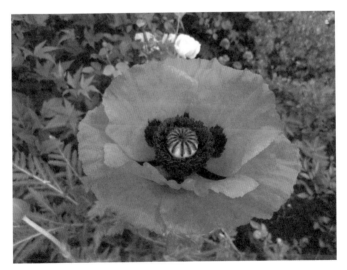

曾有同學形容我像是讓人愛不釋手又容易受傷的罌粟花

24 / 進與出的人生哲學與智慧

　　在投入公益事業方面，我常困惑哪些該做、哪些不該做？我曾向台中的靈性導師陳老師請教，他說：「這些公益事項，你有沒有主導權？若沒有主導權，生命能量會不斷地消耗。」做公益無非是希望對別人有實質的幫助，但有時有主導權的人卻沒有相關經驗或能力，就像社會上常充斥著外行領導內行的事，若投入了這樣的狀態就失去本意，變成跟著外行人團團轉。每個人要扮演起獨行俠的角色，獨行俠的意思並不是孤僻，而是要獨當一面、負責到底，要用這種態度主導做公益，而不要無謂地消耗能量。

　　每個人的生命都是獨一無二，會自由發揮，內在心念越強做的事就會更強更大。我常常有初心但會去預設結果，擔心這擔心那，陳老師告訴我：「你只要說出自己的生命經驗就可以了，不用刻意教人家什麼，因為你已經用身體做過很多事情，這就是故事與教材，知識份子尤其會自然跟著你學，不用去教。」

　　人身後都有一個偉大系統，誰來執行、指導這個系統呢？

是老天爺。當我信念很強的時候就聽直覺，跟內在的想法對話之後就可以去執行。人變快樂了，能量就提升了，能量提升了，人也就快樂了，人的使命就是要傳達如何讓別人也能快樂，當執行這個工作時自然就成為天使團，周遭的支援系統與夥伴就會跟著出現，重點就在於要去做，這樣才能體驗、感受，不然就只淪為學問與說教而已。

生活中常遇到一些別人丟過來的問題，別人之所以找你，代表他不行，而認為你可以幫助他。接到問題後不應自尋煩惱，應該把問題丟回給他，讓他學會承擔問題。若對自己的修行與學習有沒有幫助就不應該去做，別人不尊重你的靈魂，也不在乎你是否能發揮所長，只希望有人為他而做，這就會消耗你的能量、阻礙你的修行。

我在修行或學習的過程中遇到一些同修，也會煩惱如何維持彼此的關係，陳老師告訴我，要互相學習、互相尊重，像鐵軌一樣平行才會跑得很快。有時擔心同修與你競爭，這種感覺就代表能量不足，如果一直怕就不會進步，遇到同修不應先入為主去看他的年齡或經驗，應該超越這些感覺，追求心靈相通，然後就沒有隔閡了。

如何才能心靈相通？兩個字：坦白，誠心以對。常聽到人說要超越自己，超越什麼的？人往往無法超越自己存在的時間與空間，所謂活在時間框架內，就是會去看誰比你大、誰比你小，空間的框架則是看地位高與低，而人就要超越這些，直覺、靈感就會不斷地湧出，好像你突然想到某一個人，可能他下午就會來電或來拜訪你了。

　　生活中遇到一些狀況時，該說 NO 就要說 NO，不要別人拋的什麼球都接，如果會想很多、不夠果斷，就代表自己還不夠瞭解自己、能量還不夠，還沒能先聽自己的聲音，太在意別人對自己的觀感，無法從心理與能量面去思考，應該先去想要怎麼樣會開心、會輕鬆、會自在，就是從這方面開始。

25 / 人怎麼樣才會對，認錯就對了

　　幾年前，因為一位同事的介紹而去參加了圓桌「改變的力量」課程，裡面有一個體驗，我把它稱為「我以為我不再流淚」活動。我之前已在一些課程中，學習到要調整與改變自己的一些態度與觀念，我知道人若要脫胎換骨，心靈一定要有所提升。

　　每次在這類活動的分享當中，我從以前不會哭到會開始流淚，也看過一些同修嚎啕大哭，在一次又一次的過程中，我心中有著一些疑惑：「值得這麼哭嗎？為什麼會哭成這樣？不是哭過了就不應該再哭了呢？自己知道該怎麼做了之後，就不應再哭了，那為什麼要哭呢？」

　　然而當課程中老師解說一些情境、播放一些影片時，也不知道怎麼的，我的眼淚就不由自主地嘩啦嘩啦地流了下來，似乎觸動了心中某些深層記憶，觸動了心弦中的某一塊，覺得心有戚戚焉，覺得這就是在講我，遇到這種悲情與苦難的經歷，讓我哭的一把鼻涕一把眼淚，甚至一天課程下來哭了好幾次。顯然我自以為不再哭泣，原來都是自己在壓抑自己、騙自己，其實內在還有許多情緒、垃圾還沒有傾倒出來，後來我也很勇

敢地上臺分享我的一些看法。

　　還有一個活動讓我印象深刻，是要從學長身上拿到一枚硬幣的練習，學長拿了一堆硬幣在手上，同組有 10 個人，每個人要講出不一樣的理由讓學長滿意，並願意把硬幣給你。學長對每個人的答案都猛搖頭、都不合格，要了半天，沒人能從學長手上拿到硬幣，最後只有兩人拿到，一位同學拿到一枚，我竟然拿到兩枚。後來才發現原來答案是什麼，在此我不直接講答案，但必然是我做什麼與大家不同的行為才得到兩枚硬幣吧！這是很優異的成績唷！先鼓勵大家如果想要體驗就去上課吧。

改變才能擁有不同的未來

　　另一個有趣的體驗活動是讓大家蒙著眼睛，在碰到同伴時，要向對方說這 3 天對對方的感覺。有位同學對我說：「這 3 天我覺得你是一盞藝術的燈，照亮著自己也照亮著別人，有一種溫暖、很高尚的感覺。」聽到別人這樣的形容，我感覺到很開心，之後另一位女同學的形容更讓我覺得有意思，她說：「我覺得你是一枝罌粟花。」相當少聽到這個名詞，竟有女生這樣對我說，她又說：「你看起來像戶外挺立的罌粟花，即使枝葉與莖非常柔軟、弱不禁風，卻散發出堅毅的外表、開出豔麗的花朵，汁液有毒卻又讓人上癮，讓人愛不釋手卻又容易受傷。」

　　這真是很特別的形容方式，這也讓我聯想到一個巧合，多年前與家人逛街時，經過一家賣德國精緻碗盤的店，裡面的碗盤都好漂亮，其中有一組燒了 5 種花的杯組，一時衝動想買，

但價格非常貴，5 個實在買不下手，最後只買了一個，五種花中，我挑中了一種不知名，僅覺得好看、特別的花，後來才知道那就是罌粟花，現在就在辦公室裡每天用著。

最後一堂課時有位老師講了一句話：「人都是『自以為是』，對別人都『不以為然』。」我本來也一直這樣認為，但不知為何，當從別人口中說出來，便覺得特別有道理，或許是我原本不確定這樣想法是否正確，而在這邊得到了別人的共鳴與肯定。

人往往認為自己是最好的、是對的，還會透過否定別人來肯定自己，不斷地在這個我對你錯的漩渦裡打轉，然而到底什麼才是「對」呢？答案是「認錯就對了。」這句話對我來說，意味著「我生病了、我不順利了，要想改變困境，最重要的是反省並認錯，唯有認錯、懺悔與反省，人才可能改變與改進，否則都只是口號與空談。」

我在這門課中也深深體會到什麼叫做「改變」，這門課的開場白說得很好：「我們無法用相同的自己得到不同的未來，即使我們希望未來是更好的，但卻無法用現在的自己去得到更好的未來。」例如我生病了，希望能一天比一天健康，但若持續用舊有不健康的生活方式，病情是不可能轉變，關鍵就是要讓自己與今天不一樣，進而發生改變。

總而言之，激發一個人改變的動機，就是遭受打擊而必須認錯。認錯，就是有機會找出遭遇困境的原因，否則這些惡果就只會不斷重演。

26 / 懺悔與感恩，
抗癌無形的療癒力

過去多年來，因緣際會，不管看書、參加活動或經驗分享，都可以感受懺悔與發願在癌友對抗癌症的過程中都可能發揮了療癒力量。我在面對彷徨無助的癌友時，也請他們不妨試試，懺悔與感恩的力量。

負能量影響免疫力

經驗分享中經常可以發現，怨與恨是罹癌的可能重要原因之一，當事人可能並不那麼認為，甚至並未如此查覺，此情緒壓力影響人體免疫系統與療癒系統，或稱為心毒，這就是無法原諒，因為無法原諒，所以有著又深又濃的怨與恨。這些負面情緒最容易發生在周邊親人與朋友中，經過長期醞釀，身體負能量充斥，可能終至引發了癌症（腫瘤）的發生。

我開始對癌友這樣說：很難過聽到這樣的消息，但是天無絕人之路，你現在有 4 個字可能可以救你，就是「懺悔」與「感恩」。

　　想想過去，可能對人對事造成的誤會或爭執，誠心對人與事表達抱歉與悔意，只要有這個念頭與意願就可以，好好回想一下，然後一一懺悔。

　　同時，「對人與事也要真誠感恩，懺悔之後的感恩，更具力量。讓自己變得柔軟順從與接受，不要抗拒、不要糾結，試試看讓自己臣服在任何你願意臣服的人或神之下，照他們的意思去做，感受改變心態後的感覺。」

　　有兩位朋友，當他們聽完我的分享與解說後，有了以下的行動，我真替他們高興。

溫柔無敵心更寬

　　一位先生罹癌的朋友說：「韓老師，我想跟你分享我這一週的心情，當天回家後我跟我先生道歉，『對不起，我錯了，我不該一味的勉強你，原本是想為你好，卻帶給你更多的壓力，我會改，請你原諒我。』就如老師所說的，溫柔無敵！我先生也給了我很好的回應。我開始試著讓自己改變，覺得心比較平靜。雖然偶爾還是會憂心，但我想自己有進步，小小的進步就能讓我開心！」

認錯更珍惜當下

　　另一位癌友有著這樣的領悟：「此刻我用愉悅及平和的心情向您報告真心『認錯』後的喜悅，就如您所說，這種喜悅是

發自內心的，正一點一滴的在修復著我充滿著『怨』的心。」

　　「『認錯』是上週二的事了，很認真向先生說對不起，沒想到這句話一出，眼淚就不停一直流，當下突然發現，一直以來我把他對我的好都視為理所當然，而他所有不順我心的行為都不可饒恕。想想我滿壞的。由於當下哭得太厲害了，先生反倒安慰我，要我別這樣想，是他自己的問題害我受苦。」

　　「所以當我決定放過他時，他也就放過我了。這種感覺真好。承認自己的錯之後，每天我用欣賞的角度看家人的每個動作及反應，用珍惜的心把握每個當下。」

　　我自己也是從懺悔、感恩與原諒當中走出來的，雖然還有很多要努力的地方，但我每天都往前邁進，例如，每天一定會背誦懺悔三昧，為自己或親友在這一世中可能對人對事的錯誤或誤會反省懺悔，我相信這股力量可以一點一滴修補我們的能量系統與自我療癒系統。

另類接觸與體驗，
看不見
不表示不存在

27 / 靈——靈性的提升

這十多年的經歷裡面，我學習了很多療癒身體的方法，比較傳統的就是吃、喝、運動等等，相信很多人都理解，資訊也非常豐富，但是有一塊大家很好奇、曾經聽過、不相信，認為是迷信等等，這一塊就是比較屬於靈魂的部分。

這部分我在因緣際會裡面遇過、嘗試過，結果發現這部分蠻重要的，所以每一個人生的病，除了有形的影響，也有可能是無形的干擾，你相信嗎？

我是相信的，所以我願意把我的故事跟大家分享。

安頓靈魂 化解因果業障

我現在也深深的體驗到人的很多不順利、愛恨情仇，甚至於生老病死，除了本身肉體的問題之外，可能跟靈界的影響干擾有關。

所以我們照顧好我們的肉體，但是卻往往忽略了我們還有一個靈體，因此這幾年我把興趣專注在心靈方面的提升，包括

很多的師長對我的鼓勵，也看到很多病友因為得到心靈上的鼓勵，而得到了相當大的力量的來源跟支持，因此在念頭上、思想上有了極大的轉變，而對病情有很大的幫助與恢復。

所以現在只要任何人有一些病痛、不順利，包括精神疾病的問題等等，除了正規的治療之外，我都會建議他們去靈療或者是說做因果業障化解，在基督教裡面就是驅除惡魔的意思，把干擾靈魂的這層障礙把他去除。

如果想要接觸化解因果業障應該怎麼做呢？其實很簡單，他可以不分時空去連接另一個世界的訊息來找出問題的可能答案，所以我們要準備一張當事人頭部的照片，最主要是要看眼神的狀況，再來就是當事人的姓名、出生年月日時、八字、住的地址、另外就是所困擾的事情或病痛的描述，包括何時開始、什麼感覺、期待怎樣。

之後會有一些具有靈異體質的這些人可以連接另一個世界的訊息來告知這些問題困擾是什麼樣的原因造成，與累世的所作所為有關，或者是在不知名不知時的情況之下，因為個人的負面情緒或者是整個人的運勢，所以被外界的這些邪靈給干擾，侵入身體經過一段時間的醞釀在身心產生病痛、或是一些身心上的障礙與困擾。

批示出來之後就需要作化解，就是陰陽要和解，和解不是我們說了算，會處理這些事情的人他們就會得到玉皇大帝或關聖帝君的授權，他們會接到一些指令授權你可以去做這件事情，所以當事人就可以來做和解，要經過擲筊，完成之後等於經過老天爺的許可與裁判。

　　裁判結束後，當事人可能會覺得比較輕鬆、心情比較愉悅，也知道自己問題出在那裡的可能的原因，所以也有一種心理輔導跟情緒舒壓的作用，之後還會針對這樣子的一個結果，做另外一種處理就是要有一個儀式，就是把身上的邪靈和惡靈送走，經過和解經過送走之後，身上的邪靈、干擾、卡到陰都解決了，眼睛就會亮起來，也會感到輕鬆愉悅多了。

　　回去之後我們要做的事情就是要保持開心快樂，保持自己的正能量、正氣提升，再來就是讓自己多做一些好的事情、助人的事情，累積自己的福報，冥冥之中都會在積功累德，自然會把壞的厄運抵銷掉。

　　最後要努力提升自己的方法就是每天要靜坐，靜坐就是要去尋找自己靈魂的主人，我們都聽過一句話叫做六神無主，六神就是我們的魂魄，因為無主所以我們要把自己靈魂的主人找回來，我也是透過這些通靈的人是告訴我的靈主是誰，就是龍山寺文昌帝君，所以我打坐的時候就會觀想著文昌帝君，這樣子就會跟文昌帝君心心相印，專注於他的影像來打坐，也比較不容易分心，這樣慢慢就會更能達到明心見性，更能清清楚楚知道自己內心所想的，這一整套的過程其實也是一種修行的過程。

末法時代來臨，因果輪迴記憶體

　　每個人都擁有一個專屬的記憶體，裡面記錄著你所有的恩怨情仇，其中只有「恩」是屬於正能量，其他都是負能量，當

記憶體被打開就意味著靈魂的開啟，而靈魂則影響心，心影響行為，但是因為負能量太大了，所以被打開後每個人都表現的很自私。

但為什麼會打開呢？因為記憶體滿了，就如同手機一樣，記憶體滿了就沒辦法繼續使用了，這時候就要刪除掉一些不要的東西，這就是末法時代的來臨，要開始清算你的負能量，這其中有苦也有樂，冤親債主會來找你，曾經種的因所形成的果，你不得其解的話，就會被纏住。

而如果你是正能量修行，即使末法時代在清算，你曾經所累積的功德，老天會拿走，並且依照緣分分給冤親債主，它就走了，不會再干擾你，也不會被清算。但是身為人最大的問題是什麼呢？那就是心的貪嗔癡一直不斷的演變，導致清算不完，新的卻又再度累積，所以在現今 21 世紀我們要走入正法修行，也就是開心就好！

心開便能清除負能量

開心就好了，這麼簡單的嗎？打開你心的鑰匙就是心情，當你不開心，心被外境拉走，每天煩惱、困擾、生氣，這些記憶體都會自動記錄，當你情緒有起伏，原本你的心就好像一個鍋蓋，把它蓋得好好的，裡面雖然有光，但它洩不出去，可是你只要被外境拉走，心開始跳動，鍋蓋就會打開來，裡面的光就洩出去虛空無界。

每一個靈界都不只是一個 IP，其實它充斥在這個虛空裡

面，譬如說你現在是為了金錢讓你生氣，譬如你為了金錢吵架，你的憤怒、你的念頭是跟錢有關係的，你這個發射出去的頻率就是財的頻率，就會去對應到因為財跑路、自殺的阿飄，你的運就會更不好、更缺錢。再來你這樣會充滿負能量，阿飄是因為缺錢才跳樓自殺，你就會開始莫名其妙頭痛、渾身不自在，當下那個感受就在你身上。

為什麼會如此？因為你的靈魂打開了，磁場跟阿飄有了連結，就好像你拉了它過來。那在肉體的展現又怎麼樣呢？你只要卡到陰、陰陽失衡、眼睛酸澀、人很疲憊，怎麼睡都覺得不好睡、睡不飽、永遠睡不夠的感覺，那就是你的負能量開始來了。

轉念——自我修行

這時候應該怎麼辦呢？你得做出改變，你可以轉念，一切都會沒事，所以 21 世紀的修行，認真來說不在於念經也不在於拜佛，那叫做信仰，為的是安住你的凡心，不要再有業障，可是對於因果化解並沒有幫助，所以要做出改變，有一句話叫做：死性難改，記憶體跟著你生生世世，不斷重複，輪迴過來你不做出改變，就會繼續被干擾，所以佛教說要懂得取捨，你不懂得捨，你就拿不到新的東西，可是很多人，對於取捨這兩個字並沒有真正的去體會，其實它陰陽相對，你懂得這個道理以後，修行就很簡單。

所以有沒有念經、有沒有拜佛、有沒有吃素，那都沒有關係，那是個人的宗教信仰，你要信什麼通通沒關係，你要做的

就是轉念，讓習性對不上，頻率接不到，心就開了，因為學會了放下，不會再被外界所干擾，正能量出現，那就是在修行了，修行就是這麼簡單，所以一個修行人他一定是自在、健康、快樂的，這三個要件都要有。

剛開始要修行的人靈魂被打開，會開始會胸悶，覺得吸不到空氣，眼睛一直模糊掉，肩背很緊繃，開始會有失落感，那是因為你的記憶體已經開始召感到祂，每個人都有自己的因果的關係。頭痛是因為卡陰，靈魂要出來，頭暈暈的，暈眩的那種感覺，那就是了。

乘願而來，了願即修行

所以廣義來講，每個人都要修行，就是道德重整，比如說我跟你們，都是要去幫助芸芸眾生，這有 4 種人是被打開的，一個是演藝人員，他要把快樂帶給人家，要寫一首歌去感動人家，這一種人特別有才華，可是他在感情方面特別不好，有靈異體質。

第二種人是政治人物，一個德政對的話嘉惠多少人，你一個德政不對，政策不對，害了多少人，你要背多少因果？

第三種人像這個當老闆的或當教授的，好比開公司，要照顧員工、股東，既然是營利，沒有利出來的時候，就是不及格的，這也是修行的一環，所以做公司一定要賺錢，但只要你不是違背良心的就沒有因果問題，因為是營利公司，不是慈善機構。

那第四種人是甚麼？像我們這樣子的，跟神在做事情的，

可是你不要忘記現在所謂的末法時代，正能量剩下三成，負能量七成，所以你碰到的人當中 10 個有 7 個是不對的，他們做生意一樣，碰到的人 10 個有 7 個不對，婚姻也是一樣，10 對夫妻有 7 對是怪怪的，就是這個原因，所以我們存在這末法時代，我們要安身立命，可是你要立什麼命？你要知道，我乘什麼願來，去了那個願就好，這就是修行。

28 / 與天連接的天語天書

很多神奇的事情，若非曾親身體驗，我想至今還是不會願意相信。當發現肝腫瘤的幾天後，我與親友們都不斷思考，還有什麼方法可以幫助治療。我們常聽人家求神問卜或是哪裡有特異功能、通靈人士等等，這在過去就算有點相信也不會真的去做，而就在這個性命交關之際，一位朋友推薦我台中有位陳老師，也許可以跟他請教求救。

準備開刀的前兩天，我太太帶著二女兒前去台中，回來後告訴我這位台中的陳老師說這次開刀沒有問題、不嚴重，要我放心，並告訴我要經常自言自語的念所謂的「天語」。我說，我不會念呀。太太說，你只要這樣想，嘴巴自然而然會念出聲音就是了。我當時半信半疑，心想這有什麼用？但溺水者見草也抓，能做的就都去做。太太又告訴我幾個老師要我念的程式語言，其中一個叫做「快速充電」，它可以幫助我很快提升生命內在的能量，我半信半疑地做了，尤其是進開刀房前更是一路念著。

我人生第一次體驗到人在無助時會願意做任何事，你會

嗎？手術前醫生預估要開七、八個鐘頭，同時也準備了 2,000C.C. 的血以備不時之需。說也奇怪或是幸運，手術三個多鐘頭就結束了，一滴血也沒用到，在恢復觀察室不到 12 小時就回到普通病房。我不知道開刀的過程與結果跟這個有沒有關係，但當下的感覺是：「我活過來了，我還活著！」那種我還活著的感覺真是非筆墨所能形容，第一眼看到學校的長官來看我時，我還開了

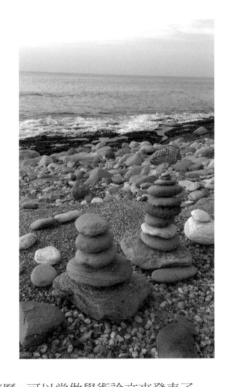

玩笑：「這次開刀的結果與病歷，可以當做學術論文來發表了。」

在病房中有空就練習「天語」，其實我依然半信半疑，也不知道自己在念什麼。半年後，陳老師要我去見他，我帶著太太和女兒一起去了。他幫我拍打了一會兒經絡，並說我的狀況很不錯，接著要我靜下心來，開始面對面地教我天語。在他的聲音引導下我也跟著從嘴裡發出聲音，我也不懂是什麼腔調，只覺得自己有點像在念日本話，太太念的又是另外一種腔調，原來這是與老天爺溝通的一種語言，每個人的方式、頻率應該是不同的吧。

　　陳老師又教我打太極拳，教我先站好，我問：「要用什麼招呢？是哪幾招呢？」他說：「沒有招，你靜靜站著，自然就會打起太極拳來了。」他還給了我一根小棍子，簡單示範給我看，不久後我就隨著自己的感覺打起所謂的太極拳來了。我問：「這樣子的招式對嗎？」他說：「每個人有每個人的招，絕對不會一樣，若是打一樣的招，那是把每個人束縛在同樣的框架裡，無法發揮人與生俱來的內在能量所呈現的招式。」之後陳老師跟我聊了一下，大意是面臨生理上這樣大的巨變，一定要有所改變，要把生活過得簡單一點，讓各種行為思維也相對單純化，此後要少想、少要、少管。

　　回到台北，只要有空我就念著天語，每天早上到戶外打一趟所謂的自發太極拳，說實在並沒有太多感覺，就像是每天的功課，做了就是。倒是天語，想到就念，先靜下來，心裡想著：「啟動天語。」不久後就喃喃自語，有時念幾分鐘，有時也能念個一、二十分鐘，慢慢體會到念久了、念進去了、念深入了就是一種專注，整個人的心智、情境彷彿掉入另一個時空。

　　陳老師解釋，這個過程中有時腦中突然會跳一個新的訊息或想法，像是老天傳來的訊息，指引人方向或方法。換句話說，天語就是與老天溝通對話的一個管道、方式，突然的福至心靈就是訊息的回饋。每個人都需要在寧靜的狀態下，聆聽來自內在的聲音，也就是跟老天連結後所得到的暗示或指示。

　　之後我又到台中一趟，陳老師又教了我幾種程式語言，有啟動排毒程式、超音波程式、降龍十八掌程式、達摩心法程式、達摩易筋經程式等，啟動不同的程式，讓身體進行反應。我對

這種程式語言的解釋是，啟動身體內在生命能量的一種方式或一把鑰匙，當我心裡想著啟動某某程式，接著不久開始喃喃自語。在這過程中可能眼前會出現不同的景象或圖像，顏色也有所變化，有紅光、藍光或紫光，有人像、風景像，不一而足。對於擁有這樣的經驗，感到很震撼也很有趣，心想自己怎麼有這樣的能力與感受，真是太不可思議了。

有一天，他又教我寫所謂的「天書」。乍聽之下以為是無字天書，然而所謂天書是在一張宣紙上以毛筆沾墨，閉上眼睛、儘量放鬆、放空，在沒有任何想法的狀況下寫出文字，內容是什麼不知道，字形字義是什麼也不知道，每一次寫都不一樣，寫完後就收起來寄回台中，讓老師拿去燒掉，他說這就是一個排毒過程，把體內的毒素藉由書寫天書而排放出來。

心中雖然存疑，還是很認真地每天寫五大張宣紙，說到這裡不知道讀者如何看待這件事？至今我還是會去做它，當直覺來時就念個天語或打個拳，我願意也相信它會帶給我幫助，就只是這樣單純的想法而已。

29 / 做夢也沒想過的隔空治療
——換條路走吧！

　　2008年底我開始了漫長化療歲月，吃標靶藥、做放射治療、電腦刀治療，在第一個月的化療期間副作用逐漸出現，感到疲累、掉頭髮，吃東西沒有味道，我在這段時間還找了一天前往金山的天禪寶塔禪寺祭拜母親。

　　當天開車載著太太與女兒一同前往，當祭拜完畢準備回家，車停在金山海邊，望著海吃著便當，覺得沒什麼食欲，精神也不太好。陽光普照、藍天白雲，想到自己這般情況辛酸苦楚湧上心頭，突然一個念頭上來，這次回去走另外一條路吧，也就是走到石門、三芝、淡水，再回到內湖東湖的家。

　　一路上飛馳，風景依舊漂亮，心情卻相當沉重也無心欣賞。到了淡水人車較多，車速變緩，一輛接著一輛的行駛，這時的夕陽甚是刺眼。突然間我被後車撞上了，我的車又追撞上前面一輛賓士車，停下車來理論一番，初步確認是後車的錯，於是到了派出所接受筆錄。這時太太對我說：「剛剛撞了一下，我的腰好像有些不舒服，是否要跟對方說？」我告訴對方，對方答：「喔，我們正要去蘆洲給一位氣功師傅調理，你們要不要

一起去？」我問了太太，她竟然同意，就這樣跟著他們的車到了從未去過的蘆洲。

不可置信的神奇氣功

　　來到了一棟四層樓公寓，順著上樓進入一間外觀普通的住家，客廳有一個觀世音菩薩的神壇，說明來意之後一位女性氣功師傅出來，我們稱她為謝師姐。她讓太太坐在板凳上並閉上眼睛，只見她舉起右手在太太身體前後時而比手畫腳，時而靜止不動，經過約 15 分鐘後，她問太太是什麼血型，太太答說是 A 型，謝師姐便說：「好，給你補血。」慢慢我發現太太的表情、臉色、心情跟來之前相差甚遠，整個氣色、精神都紅潤光耀了起來，實在讓我嚇了一跳，心想：「好神奇啊。」

　　謝師姐問我要不要試試，於是我也坐上板凳。她問我有沒有信什麼教，我說沒有，然後她教我念了一段有關菩薩的短短祈禱文。她用同樣的手法、動作，並問我：「有沒有什麼感覺？身體有沒有覺得比較熱？」我感覺好像有一股熱，從腳底慢慢地湧上身體，忽隱忽現，但也沒有特別大的變化。她中途告訴我：「你的身體好涼好冰喔，好像冰庫一樣。」但我只是抱著疑問未做說明，就這樣過了 20 分鐘，她一樣問了我血型，我說 B 型，也給我補血，就這樣結束了一場奇異之旅。

　　回家後心想：「今天怎麼會發生這樣的事情呢？這是一個什麼樣子的訊息？我還要不要再去蘆洲呢？」和太太為了這件事討論許久，不管相不相信、要不要去，有一件事情是可以確

定——這樣的經歷、這樣的引導太神奇了，是天意亦或是我母親的慈悲安排了這一連串的經歷？於是，我決定再去。

第二次去時，就告訴謝師姐我正在做化療，之前曾經開過刀、身體狀況如何，她說：「難怪這麼冰，你全身受到開刀藥物的影響，身體非常虛弱、冰寒，我要給你排毒、幫你補充能量。」她一樣以手在我身體各部位周圍指指點點，但都沒有碰觸到身體。在這過程中我感覺舒服一點，感覺到一股暖流，但心中還是充滿疑惑，經歷了將近 40 分鐘後，她說結束了。

回車上準備開車回家，不知怎地全身無力、極度的虛軟，就坐在駕駛前座休息，一坐坐了兩個鐘頭才打起精神開車回家。回家後仍覺得無力，於是打電話問謝師姐：「怎麼會如此虛弱？」謝師姐回說：「可能是我幫你排得太多了，讓你覺得很虛弱，回到家後還會再自動持續地排毒喔。」這是神奇、荒謬還是什麼，我也不曉得。

第三次去時，謝師姐說：「我先幫你補一補，再慢慢的幫你把毒排出去。」就這樣一次又一次接受氣功治療，她在做隔空治療時我能感受到身體的變化，但不是每次有，時而出現、時而沒什麼感覺。她叮嚀過我，「一定要相信，相信，你才能感受到不同的體驗。」可是我還是半信半疑，什麼時候才相信呢？就是當身體有感覺時，一股熱流從腳底湧上，或當開刀傷口緊繃不舒服，謝師姐說：「我幫你把切斷的神經補起來。」這話讓我覺得不可思議也難以置信，但當她的手在我傷口的部分像雷射刀定位射出能量，一段時間後我竟感覺傷口不痛了、舒服了、鬆弛了。

某次治療過程中，謝師姐突然說：「你有沒有聞到一股味道出來了？一股有毒的味道出來了？」她說完，我仔細深呼吸一聞，真的耶，有一股嗆鼻刺鼻化學物質的味道出來，雖然時間短暫，也許只有一兩秒鐘就沒有了，謝師姐說：「這些東西（毒物）排出來了。」

直到有一天，謝師姐說：「我不想再幫你了。」我問為什麼？她說：「你全身都是毒，實在太毒了，我幫你把毒排出來後，我家裡都是毒，這樣也會影響到我的家人，你離開後我還要花很多力氣把家裡的毒清除，包括我自己，所以我不想再幫你了。」

最後雖然還是結束了這個氣功療程，這個特別的際遇聽起來很荒謬、不可思議、很難想像，但在我的生命中確實經歷過這樣的事，一做就是兩年。往往到謝師姐家時還是軟趴趴、很虛弱，經過了四、五十分鐘便感覺精神飽滿，如同籃球打了氣、手機充了電一般。或許就是這樣的經歷讓我在化療、標靶藥的治療過程，相對少了很多副作用，比較沒那麼痛苦虛弱，只能把這一切的發生歸諸於老天相助或貴人出手相救，更重要的是自己願意去嘗試、去相信、不排斥。

30 / 義大利骨科醫生對我的能量療法

一天我的國中同學打電話給我，說他有位名叫安東尼（Anthony）的義大利醫生朋友，專長骨科與靈療，每年從義大利到紐約開有關靈療的工作坊，他很喜歡台灣，這次來台也想利用靈療幫助一些人。

在同學的引薦下我見到了這位義大利醫師，他問我有什麼問題，我說我已經走過肝癌，現在的狀況如何如何，他說他覺得我充滿了恐懼與不安，這一點我倒是同意，「那現在的狀況，還有未來到底會怎麼樣？」他說，「不會有事的。」

我問他，「這些恐懼的成因、來源到底是什麼？」他的回答讓我感到很不可思議也難以理解，他說，「你的恐懼來自母親，母親懷孕 3 個月時必定遇到什麼重大事件，不知道是外在或內在什麼原因，總之在母胎中的你就接受了母親的恐懼與害怕，導致這輩子帶著恐懼與害怕過日子，對死亡感到恐懼，進而產生害怕失敗、錯誤的價值觀。」回想自己大半輩子是充滿許多恐懼與害怕，包括害怕自己的生病、害怕結果、害怕死亡，恐懼這個、擔心那個，似乎就有一個很大的內在包袱。

這位義大利醫師開始要我以英文念一些句子：

第一句是：「I am alive.（我是活著的）」

第二句是：「I am the winner.（我是一個勝利者）」

第三句是：「I value myself.（我肯定我自己）」

第四句是：「I'm brave.（我具有勇氣）」

第五句是：「I'm powerful.（我充滿了活力）」

第六句是：「I'm vital.（我是有活性的）」

第七句是：「I'm visible.（我是可被看見的）」

第八句是：「I'm able to say no.（我是可以說不的）」

第九句是：「I'm able to have a profit.（我是可以有利益的）」

第十句是：「I'm mighty.（我是強大的）」

第十一句是：「I can live.（我能活著）」

一共 11 句，每句念一百遍，加起來就念了一千多次，念完後他告訴我，剛見面時，他感覺我身心靈三方面的分數都極為低下，只剩不到百分之一，經由重複練習這 11 個句子，我的能量已經提升到了 50%，就這樣結束了第一次的靈療。

用內在提示給予自己力量

這位義大利醫師告訴我同學，他希望 3 個禮拜後還能見到我，這 3 個禮拜我又有了小小的掙扎，但最後還是決定前往一探究竟，這次我提出了很多問題，他告訴我，疾病純粹是心靈的問題，需要由我自己去解決，我生命中遇到的一些困難、一些疑惑都要勇敢的去面對。最重要的是，我面對很多事要勇敢

地說「不」。

這確實是我的罩門，我問他：「我知道但做不到，怎麼辦？」他又教我念一些句子，練習了一次又一次重複的句子，完成了第二次的靈療，最後他希望我每天能念一百次的「I can live.（我能活著）」。

經由重複念這些簡單的句子，不斷地給自己內在提示、暗示、承諾，就像聖經上說的：「語言是有力量的。」不斷地對自己的細胞、身體提示「我是有活力的」、「我是活著的」、「我是可以說不的」，這些句子深入內在的記憶細胞，當有一天面臨環境中的人事物就會在需要時被喚醒，也就能做出跟以往不一樣的決定與行動，於是我就每天找時間念一百遍「I can live.」。

我也不清楚這樣的練習有什麼實質幫助，至少在信心上與作為上，可能又做了一個對我有幫助的事，也就是對我身體有幫助的事，在我時間、經濟各方面允許狀況下，我都願意去試、去學習，當我學得越多、體驗越多，對身體的幫助就越大，當然，也就加強了對身體健康的信心。

許多人也許對以上這樣的經歷嗤之以鼻，但既然有人相信、有人做過也願意介紹，表示有人已得到這方面的利益與賞酬，人與人的互動若無法得到實質的賞酬，那是不會有互動的，想想，為什麼要去做對自己無益的事呢？也許這個利益被誤解了、每個人體認的方式不一樣，但至少對當事人而言是有效的，是得到安慰的，這就是值得人們願意去做的理由吧。

總之，這也是一個神奇的經驗。由這些經驗裡讓我體驗到

要說不、要否定、要說不相信實在是太容易了，人很渺小，隔行如隔山，行行出狀元，要去尊重別人的專業領域，要相信有機會體驗也是一種福氣。

友善身體是一種天職

　　歸結到最後，重返健康的基本概念就是：如何利用身體的免疫力維持健康，如何用自癒力恢復健康，一定要啟動內在、與生俱來的身體調整能力，恢復免疫力與自我療癒的能力。這種能力，需要在一種無思無慮的狀態下始能發動並發生作用，這些現象都是自然而然發生，藉由一些方法就能達到療癒的效果。所以與生俱來、無思無慮、自然而然，就是追求養生健康過程中最重要的精神。

　　我們一定要發現自己生命的意義與價值，不可以再等閒視之、隨隨便便，以為這樣子就是我們的人生。要知道照顧自己的身體是一種天職，猶如照顧自己的家庭、小孩，這是多麼尊貴且與生俱來的本能，是一輩子都要努力的目標。我們的身體包含了身、心、靈三大項，這 3 個層次需要同時學習、提升，因此有不同方法達到目的，也透過不同的方法友善身體、愛自己，一定要先建立起這個覺知、自覺，而後執行這些方法。

　　現代人不健康，大概有 5 個因素：要命的飲食、氾濫的毒素、失序的作息、缺乏運動以及負面的情緒。如何處理失衡的生活與生命，就要在生活中去做到上述的生活功課，把身體失衡的狀態做一些清、調、補、排的轉化作用，讓身心得到清洗與療癒，讓思維清淨更具有智慧。

31 / 龍安聖殿──
靈界訊息，第三隻眼睛

　　人在做，天在看，心誠則靈。

　　現代家庭的功課是一本難念的經，越是親密越有解不開的結。誰都知道，就是做不到，為什麼呢？因為有個障礙無形的因與果。

　　我介紹朋友去過一處地方，後來朋友也協同友人去化解，傳來這樣的訊息：「我看到我的朋友從小接受外國教育完全西化洋派不信鬼神的人，為了祈求跟媽媽和解回復好的母女關係，誠心跪地求筊，為渡靈時擲不出筊而焦急站在渡靈台前，合十祈求而且滿頭大汗的樣子，我都鼻酸了。聽到一回家媽媽就笑笑地跟她打招呼，我真的發心發願要幫更多有緣人！他們之前都不解跟父母摩擦的原因，看了疏文跟師父解說，似乎都更能體諒父母，也都知道要先改變，自己才能跟父母回復好的關係。看到這些孩子原來都有一顆期盼跟父母和樂相處的心。」

靈療，21世紀最神奇的療法

在十多年前，我開刀的時候就已經碰到靈療，台中通靈的陳老師有幫助過我，可是那時候不是很相信，也不以為然。但回想起來，應該是他在我開刀的時候，助我一臂之力，所以當時醫師說要準備輸血 2000C.C.，也沒有用到；要七、八個鐘頭的手術，也三、四個鐘頭就完成。印證當我最近所看到、所聽到的事情，我們看不到的一些障礙都可以透過高人把它移除拿掉，讓事情變得順利。

透過那時候，我得到一個訊息就是我未來會走靈療的路程，我想這是怎麼回事阿？我在學校當教授，未來的竟然走靈療？聽起來有點怪力亂神，可是現在回想起來，好像就是在做這件事情。首先，我當時遇到了一位義大利醫生，有幫我靈療，這部分我就不多述，之前有說過了。那我就講最近的事情，有天要去拜訪上市公司董事長，來談些公事合作，約他辦公室見面，前一晚他說帶我去山上，拜訪一個老師，他會做靈療。我聽這什麼東西啊？覺得害怕然後就多問了幾句，他說是一個很有名的人帶他去，去了之後，很多一些很難處理的事情，就得到化解，包括身體。包括著名的人士加上他都相信，我就跟著去看看。去了現場遇到他口中那一位帶他去的人，他是之前的行政院的某一部門的官員，帶著他的同學、美國大學的教授，他們是高中同學，美國這位教授，也是來做處理、化解，已經來了第二次。

　　我們就稱這個人為老師好了，或殿主也可以。他說這個教授看起來比上次好多了，我們坐下來開始聊這方面，所不知道、難以摸索的世界，說到現在 21 世紀末法時代，表示很多人的靈都被打開，心靈分離了。心不安定靈就容易被打開，被打開之後，就會是很多外在進入；打開之後我們曾經累世的靈就出來，以前是被封閉的，被寄在那裡。打開就被誘發出來後，開始作亂在身體裡面。因此現在是很亂的世界，大廟小廟通靈的非常多，但每個能力跟德性是不一樣的。越來越多人有這能力，越多人被干擾，現在這環境就是要做身心修養來安定我們心靈，讓這些事情不會沾惹我們身上。可是已經沾惹的怎麼辦？要用方法把它移除，通靈的人、有能力的人，有辦法知道你是怎麼回事，然後把問題障礙拿掉，尤其是得到癌症的人，特別是有這種的先天因果業報，或者是有外力卡到一些陰、干擾等，讓身體某部分一直產生問題。

　　在現場，聽他說靈的道理後，覺得很有道理，加上部長都相信了，我們還有什麼不相信？所以越聽越有趣，後來那位老師就說我應該也要再處理一下，雖然生病過去了，有些福報有一些使命，該要把自己修煉得更好，所以要多多學習。多學習就是要把一些過去的障礙，先把它清除，更能夠永保安康。我就把姓名、身分、年月日、八字，還有住址、我的問題，病痛、生病的一些狀態一併告訴他，他就說透過一個雲端的連接，就可以得到訊息，知道某個人的問題是什麼，知道他被卡到、被干擾的有什麼人，包括前世的某某人怎麼了。

　　我的問題是我曾經是清朝某大官，出去打仗，設計了圈套

害了很多部屬，讓他們受到毒害，這些人把帳都算到我頭上，要來討這個債。加上還卡到陰，比如到醫院或哪裡，身體不是很好的時候，能量不是很好的時候，就會卡到。不過這樣卡到，是跟生病的方式很類似，所以有些人肝臟不好，一定是卡到跟肝臟有關，死於那情況的魂。

那老師，包括他的學生就會透過這樣方式，寫出很有學問的字眼與句子，來說明整個過程，包括你的前世、冤親債主或是被害的人有多少人，都寫出來。光看到文字都不得不讚歎不佩服，信不信是一回事，但是能夠這樣寫，每個人都寫不一樣。有七字的、六字、五字、四字到三字都不一樣。做完這個事，就去化解你的冤親債主，要把它們送走，好比你犯法後，需要有人來調解，不然他們根本不會離開。要請玉皇大帝來調解，陰陽兩界調解，調解完再想辦法把冤親債主們送走，有一些簡單的儀式，得到玉皇大帝的首肯，聽起來像拜拜而已，但是重點是有沒有能力告訴你問題出在哪裡？問題該怎麼做？能不能幫你把它拿走驅除？驅除之後，還會不會再來？還會，那你就要開始修行，修身養性，讓自己快樂，把自己的身體修煉得很好，讓這些外力不能夠進入。

這需要打坐，認真地打坐，打坐之前也找到了每一個人的守護神，那祂們的名字叫靈主，我這個靈的主人，就是我的守護神。常常靜坐，去觀想我的靈主，去跟靈主做一些連結，來保護自己。這樣子的話，外力就比較不會進入。他們也都有能力去幫忙告訴你的靈主名字是誰，像我的靈主是龍山寺的文昌帝君。

後來我就帶朋友去，那位朋友，脊椎、頸椎骨刺痛、難過、手痛、麻酸、冷，不太能轉，找好多的中西醫，有的說開刀，有的說復健，持續好幾年，痛不欲生很痛苦。

有天我就跟她說，你信不信這個，信就帶你去處理，她說信信信，一定信！就跟著去，那她的批文批出來，她就是卡到墜樓的人，被傷及頸椎，附著到她身上；另外她某世是當監獄的獄官，常去打犯人，應該是打屁股，但她都打人頸部，被傷害的那些人，都來討報。批示出來，把因果原因呈現出來，一樣要懺悔做修行。所以，就幫她把這些因素解掉去除，很神奇的，當時我們三個人還在殿裡談話，她就說韓老師我手不痛了耶！脖子可以轉了，好神奇！去擲筊，問題解決，也問了靈主。病痛搞了很久都不好，結果，當場就好了，在旁邊看她開心得不得了。

之後，她把先生、女兒都想辦法去做這樣的化解。她有寫一篇文章給我，我引用她的描述「重生是當下最真實的感覺」，說一切都太神奇了。

用靈療去除內在干擾與障礙

現在我發現如果有些人有很多問題沒辦法解決、久病無法痊癒、看不好醫生，這都有某程度卡住，卡住的人最容易的顯示就是眼睛酸澀、霧霧的、肩膀酸痛，還有非常疲倦，被卡到還有胸悶、鬱悶，莫名的不舒服，不知道什麼原因。這位大律師去過後，瞬間就被解決了，我看了都傻眼，就很神奇。之後

碰到有些朋友或是癌友，若願意就帶領他們去試試看，用另外一種方法找到原因，幫助自己恢復健康或是解決問題。我就變成靈媒，媒人的媒，去媒合這件事情。我也在這地方看到美國慈善家的一幅畫，上面寫著兩個字——菩提，簽了名。我就想說怎麼有這張畫呢？原來前面所提的部長，在大陸認識某位名人慈善家受腳痛之苦很久，無法解決，他打電話回來給老師，老師問了他的相關個人資料之後，就隔空治療處理，這位慈善家的腳就好了！他不敢相信，回美國之後，又找了一個他的朋友有相似毛病，請老師幫忙，老師又處理好，讓他不得不佩服，所以請那位部長，送了一幅畫來給老師，就掛在老師的辦公室裡面。

這些都是活生生的個案，不論你信不信，很多東西看不到的並不表示沒有，尤其現在是微量能力學、量子物理時代，很多頻率、很多纏繞的這種觀念。包括美國跟韓國都曾舉辦過通靈的比賽，比如這杯子裡有什麼東西，那個比賽知道裡面有什麼東西。其實每個人都有這種特異功能或天眼，但是我們被自己障礙了沒辦法，反而小孩子特別容易訓練，或是很容易打開能力。韓國跟美國可以將通靈用科學的方式來驗證存在，且變成比賽來獎勵比誰比較厲害。未來的這一塊，聽聽也蠻有趣，尤其我們在未知的狀態，有些疑難雜症、不可解時，你可以得到蠻不錯的體驗。坊間也有出版美國翻譯書《醫療靈媒》，也是講類似的，小孩子身上被靈進駐，來告訴他這個人什麼病、那個人什麼病，該下什麼藥。

我接觸這些書、這些觀念、這些人，也不得不相信自己，

甚至覺得這也是一個方法，幫助人解脫很多的困苦，我就樂於嘗試，信不信是因人而異，也許每人福報不一樣，看看要不要信，但也不要太迷信，迷信也不好，就儘量修行，讓障礙減少，讓自己健康快樂，才能幫助更多的人。

我有感而發，在臉書分享了一小段個人的感想，如下：

人相信上帝、相信菩薩

那只能安你的心，但是你的靈魂被干擾

卻沒有辦法有人能夠幫你處理拿掉

人需要找回內在的靈魂的守護神，每一個人都不一樣

我的是文昌帝君，妳的可能是媽祖或其他

把干擾障礙拿掉再透過靜坐修行

人不再受外界干擾身體就會越來越好

沒有不要醫療

但靈的部分需要被和解與安頓

我覺得很奇怪

你今天突然跟我聯絡

我卻告訴你這些這代表什麼？自己去想

在因果業力中，業力會超越所有的邏輯，一旦業力擊中了你，所有的邏輯都毫無意義。——宗薩欽哲仁波切

韓教授的養生私塾

對龍安聖殿的成效調查

　　超過 4 年，直接或間接因為我親自介紹分享，而接受了人生的安頓、和解與化解的人數甚多，包括大企業董事長、總經理、政府官員、教授、大學校長、明星、社會賢達知名人士、病友……還有一些認識與不認識的朋友。

　　所以願意相信我的人，就有勇氣嘗試，進而得到幫助，看見別人的孩子健康得到改善進步，而媽媽對我鞠躬致謝，我都感動不已，我知道我是可以為人生的意義增添光彩的！信、願、行……有願就力。

　　大家一定很好奇，到底去過龍安聖殿的人是如何看待這些化解因果處理卡到陰的事情呢？我特別做了一個問卷，就是請去過龍安聖殿的朋友們，讓他們填寫這份問卷，一共有94回應。從結果看的出來，有 43.6% 人是我介紹去的，這些人去呢，最多可以有幾十次呢！且有將近九成以上的朋友們去過之後，改善他身體狀況一半的效果超過了 9 成，總體超過了 9 成，這是一個幫助人很大的一個很好的成效的結果。

整體而言，您對化解處理之後的滿意度如何？

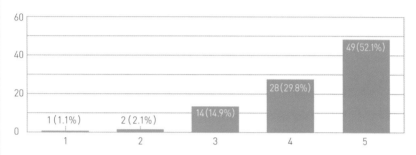

　　在去之前呢，大家對這個地方都會覺得懷疑、猶豫，所以之前之後呢，我們也做了一些對臨界或英國卡到陰的訊息事件，相信的程度到底是如何呢？從之前的普通相信，非常相信，到後來 27.7% 的相信。60.6% 的非常相信，這個相信的程度已經將近 9 成了，所以很多事情必須自己去親身體驗，才能夠驗證他對我們的一些幫助啊，所以我們一般人呢，就是比較容易懷疑、猶豫，當然這也是正常的行為。

來龍安聖殿之後，對靈界或因果或卡到陰的訊息事件，您的相信程度：

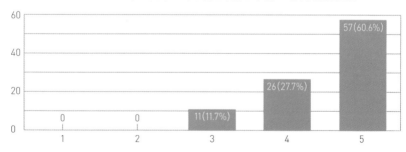

　　經過此份問卷的調查，發現我們確實在做一份多一個方法幫助人的事情，這無關宗教，無關任何科學的太多的驗證，但是它確實存在我們人群之中，只要我們得到適當的推薦，相信並去體驗，花點小錢可以把我們很多身心靈上的問題。得到一定程度的改善跟緩解這樣簡單的事情，何樂而不為呢？因為我親身體驗，我發現它確實可以很方便的幫助人，所以我先走一步，我先去體驗它，把這個好的結果跟大家分享，看到的人相信的人應該是有福氣的人了。

32 / 人不要鐵齒——
面對信或不信，
我怎麼選擇或改變？

　　我有一個朋友曾經生過病、動過手術，因此對養生相當的
重視。他本身也是有信仰的，從他的言談中可以學到很多道理
與知識，我也樂於傾聽與學習。不過在癌症治療這方面，他源
於過去不愉快的經驗，而對不同類型的治療有強烈的排斥與抗
拒。

　　兩年後，當我再度遇上他，發現他竟然在聽靜坐呼吸瑜伽
的 CD 時，感到非常訝異，因為在我印象中這類印度靜坐、呼
吸時，就我所認識的他，會認定是叛逆或匪夷所思，我好奇是
什麼讓他的態度有了改變，不再排斥這個、排斥那個？他告訴
我，各個法門都有它的功效與功能，隨人而異，他相信每個方
法都是對人有幫助的，也沒哪個好或哪個不好。

　　顯然他現在的想法與作法已經趨向於少有絕對與偏好了，
到底是什麼讓他改變了？原來，他發現若早點去做一些緊急救
治與醫療，很多的悲劇將不會發生。只因為自己或他人的固執，
排斥了好的因緣與方法，就在不斷的錯誤與後悔中發現了人的
渺小、所知有限，必須低頭、必須謙卑、必須像海綿一樣吸收

各式各樣的知識與方法。

在我的親朋好友中有太多太多這樣的人，大家都以為自己知道、懂了、學問多了、瞭解透徹了，但是這些只讓我慢慢的感覺到一種知識上的傲慢與固執，只因為我們學習了許多高深的知識與學問，就不肯向他人低頭、不願承認別人所知多於自己，懷疑別的方法的有效性，即使科學證據不足也不代表這些知識不存在，更不代表這些方法沒有效果。

我如今能重獲健康，有一個很重要的心態：「我願意嘗試、我願意接受別人的好意、我相信別人的東西有它的正面意義。」我得到了我不曾經驗過的美好與喜樂，我慢慢的體驗到知識越多的、地位越崇高的、學問越高的、權力越大的人，越難聽進別人的話，反而多數都急於展現自己的權威與專業，因此每個人都活在自己的象牙塔裡。

我以前也是如此，當碰到事情時就不斷往自己專業的領域去鑽、再鑽，但旁人都看得很清楚，看到我正在走上一條不歸路、一條難以回頭的路，只因為自以為這是對的。一個太過有自信的人未必是好的，自信二字，「自」就是有著堅定自我的意思，若一切以自我為中心就難免會有偏差與不足、甚至偏執，我發現當一個人的自我太重、太有自信了，就很難接納別人的意見。

再看看一般的市井小民，他們多崇拜教授、博士、醫生、專業人員，這些人講的話、說的事被奉為聖旨，聽了就去做也不多想，所以他們活得比較快樂，常能有新的資訊、新的發現、新的體驗，當這些人要付出愛心時也是那麼的單純，讓我看了

大為感動。有些人並不富有，但照顧別人不遺餘力，奉獻付出時如此自然、大方、慷慨，反觀自己呢？斤斤計較、時時盤算，凡事經過科學的分析、比較計算後，一片真心都沒了，只剩下算計。說到這裡，我真的感到十分慚愧，因為我遠不如他們。也許我的專業知識多於他們，但我的行為、情操卻不比他們來得高尚，這就是知識的傲慢與偏執，非常的可怕。

太理性的結果就是科學、理性、比較與計算，也就少了人性。台中的師父告訴我：「你現在的工作之一就是去幫助更多的人，讓他們能夠覺醒、調整他們的身心靈，去過簡單、健康、快樂的日子，你不需要講太多道理，那些有學問、知識程度很高的人不會理你，他們會認為你在胡言亂語、不以為然，你也不需要多說，只要把你的故事告訴他們就夠了。從故事中他們會分析、判斷要不要相信你，要不要跟著你去做些學習、改變。」

《癌症不是病》一書的作者安德列‧莫瑞茲（Andress Moritz）曾說：「我們不要嘗試去說服別人，那只會引起更多的不愉快，只要對他以同理心，告訴他自己的故事與心得，說自己改變的經歷與過程，讓他跟你有共鳴之處，他就比較容易有所改變了，而不要去教訓別人，站在我對你錯、我行你不行的角度上，這樣會出亂子的。」許多人際間的溝通不正也是如此嗎？我們都把自己擺得太高，想要支配別人，希望別人照我們的意志、思想來行動，但換作是你，你願意嗎？當然不會願意吧，尤其是越有學問的人就越不願意。

我覺得自己是個很有福氣的人，遇到這麼多、體驗到這麼

多奇奇怪怪、匪夷所思的事，我珍惜每一個當下，願意去嘗試
不一樣的人生。因為我願意低頭，願意認同在不同專業上比我
「行」的人。我的老師們有的學位很高、有的學位較低、有時
尚人士也有普普通通的人士，他們各有專精。我喜歡聽那些職
位、學位不高的人，他們講的話沒那麼有壓迫感，讓我自己回
去反省、選擇。我也喜歡告訴我要尋找自己內在答案的老師，
而不是高高在上、只講是非對錯的那種老師。

Chapter

07

遠離疾病，
一切都從改變開始

33 / 調整情緒與壓力，
修好幸福關係學

　　2009 年生理 / 醫學諾貝爾獎得主伊莉莎白・布萊克本 (Elizabeth Helen Blackburn)，她是一位分子生物學家，並且是端粒和端粒酶研究領域的先驅，她告訴大家，健康與 4 個因素有關，分別是飲食——多吃植物性蛋白質、蔬菜水果；少吃脂肪、精緻碳水化合物、運動——適當的有氧運動、每天步行 30 分鐘、人際關係——每週一次的活動、培訓、諮詢等、與壓力管理——可以做一些瑜伽伸展、呼吸與冥想等放鬆壓力，可見情緒與壓力對人的健康的影響力。

　　有 3 個重要的關鍵會關乎到人生的健康與富足，第一個就是我們的人體的免疫療癒系統，它能夠療癒生命中的任何問題，第二個是壓力與情緒會影響關閉我們這個系統，但是如果懂得啟動身體的療癒密碼也正是第三個重要關鍵，那麼將會再次啟動這個系統，所以壓力與情緒是控管一切疾病的根源。

　　壓力又是如何影響人體產生疾病的呢？美國 CDC 也已經表明 90% 的疾病都源自於壓力，所以我嘗試做了一個簡單說明的邏輯流程圖 (如下)：一個人如果有了壓力，皮質醇就會上升，

因而導致自由基增加，自由基的增加就會開始毀損腦內的海馬神經元，粒線體也會遭到破壞，如此循環之下自由基越來越多，海馬細胞毀壞，你的學習、創意、大腦協同作用開始消失，最後腎上腺棄守，所以你會感到身體如同被掏空一般，能量完全消耗殆盡、疲累不堪，這樣的情況下，疾病就會找上門來。（如下圖）

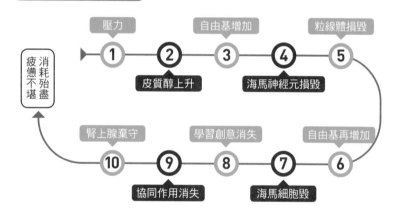

而且壓力不僅僅只是造成人們產生疾病，也會影響疾病的康復與痊癒。我有一位好朋友是一位營養學博士，也是一名自然療法醫師，他曾經有一個無法理解的問題，那就是為什麼明明已經給病人適當的處方、營養品、礦物質等，卻還是無法使病人康復，後來他才明白是，壓力對細胞造成了影響，所以無論如何補充各種營養或處方都沒辦法恢復健康。美國的疾病管

制局中心也表示，90% 的健康問題都與壓力有關，由此可見壓力對疾病的影響有多深遠。

　　哥倫布俄亥俄州立大學也有這麼一項實驗，他們在緊張的考試期間採集部分學生的血液，發現學生們的免疫細胞活性有所降低，如此便證明壓力已經損害了免疫系統，因而更容易激活體內休眠的病毒。所以在面對重大疫情、流行感冒等情況時，學習釋放壓力是很重要的一門課。

幸福來自和諧的人際關係

　　我們人自從出生之後就與媽媽有了親密的關係，之後跟父親、兄弟姊妹、家庭裡的關係慢慢成形建立。長大之後，有了同學、有了朋友、同事、甚至於長官部屬之間的層層關係，在這個人際關係互動當中，人與人有很多不同的交流方式，這個往來過程當中通常都會夾帶著自己的一些自我的意識，或者是所謂的超我。

　　在這樣的互動過程當中，意識就會造成很多人與人之間的對錯、矛盾、摩擦。這些關係上所產生的種種問題，就會導致不同的負面情緒，比較常見的就是對某個人、某些事不滿意、討厭和無奈，因而在言語或者是肢體上就會產生不同的表現。長期下去就好像我們把這個負面情緒加了油門，不斷的往前奔馳，無法去紓解，這也導致了非常大的無形壓力，存在於我們的生活中，在人際關係中慢慢醞釀，很快的就會形成了怨與恨。

　　一個人長期的累積怨恨，就會表現在我們的外在的面貌、

言語、舉止，所以我們就會感到不舒服、血壓升高、失眠或者是經絡、酸痛阻塞等等，這個就是所謂的氣滯或血瘀。在這種狀況之下，想要一個快樂的笑容是多麼難得，也就是所謂的笑顏難展。因為我們一直帶著負面的情緒、矛盾與糾結，身體的病痛慢慢的會浮現出來，最終在最孱弱的器官、部位形成腫瘤，甚至於癌症。

所以良好的人際關係，可以讓我們健康快樂，如果一個不好的人際關係，可能慢慢演變成身體的病痛。我們都想要有一個良好的人際關係，有了這樣子的好關係，人跟人的互動就會感受到幸福，所以這如果能夠將人際關係往幸福的方面去扭轉，那將會是多麼的開心啊！

人與人之間難免有一些矛盾或者是一些抱怨等等，如果我們自身能夠常常覺察到自己有這種負面情緒，能夠及時的做一些反省或改變，透過靜坐、自我反省，去發現自己的錯誤、願意認錯、表示懺悔，甚至於在互動過程中所產生的這些抱怨或仇恨，能夠經由原諒對方、原諒自己，來增加自己的能量。

因此在覺察反省的過程中，如果能夠給自己一個承諾，承諾自己從此慢慢的願意去清理這些負面情緒而去實際行動。這樣子的一個行動帶著感恩、帶著知足，這就是一種愛的表現，所以對周圍就會變得柔和，充滿了喜樂，充滿感恩，這個時候自我的意識就會下降。

人與人的關係慢慢地就容易再回到水乳交融的狀態，人際關係變得更加的正面與良善，這個時候的人每一個都會呈現慈眉善目的狀態。這就是一種內心真正的快樂的呈現幸福的感覺，

所以這一套邏輯說法就是所有幸福的來源，要有一個良好的人際關係。從這當中我創造了一個幸福關係邏輯，疾病追根究柢的一個重要的關鍵。（如下圖）

幸福關係學

愛

人際交流	自我超越	負面情緒	覺察、反省認錯、原諒	加了油門	糾結積怨	笑顏難展	
承諾、感動喜悅、開心							病、痛

① 人際互動　② ③ ④ ⑤ 怨恨　⑥ ⑦ 痠痛

人際關係
夫妻、君臣
親子、同輩

② 對錯、矛盾、摩擦

③ 不滿、討厭、無奈

④ 語言、肢體

⑥ 氣滯、血瘀

34 ／ 中醫情緣——不隨便斷絕病人對希望的追求

　　美國精神科醫師大衛・賽文－薛瑞柏（David Servan-Schreiber）是個腦癌患者，後來抗癌成功二十多年了，他的書中講到一句話，我覺得非常的棒，那就是「不要隨便斷絕病人對希望的追求」，這包括了另類療法或中醫。我們常常會問西醫「我可不可以看中醫、可不可以吃中藥、可不可以吃健康食品？」也問中醫「可不可以看西醫、吃西藥」，但認同對方的好像不多，這是醫療界目前常有的現象。

　　我每天服用科學中藥，至今九年多時間。服用科學中藥除了調養保養外，也希望將我的 B 肝病毒靠著中藥慢慢清除，當然我也配合了其他的努力。許多人不相信中醫，認為沒有科學根據、覺得可怕，隨便抓藥吃是件恐怖的事，連我一百歲的老爸也不相信，他說這輩子從沒吃過中藥。

　　二十多年前，我突然得了急性肝炎，經過西醫治療，肝功能指數慢慢下降，但下降到某個程度後就停止了。當時醫生也不認為肝炎有什麼特殊的治療方式，便要我回家休息。但在 GOT/GPT 數值達二、三百時，身體總是不舒服的、是疲憊的，於是

我積極尋找其他治療方式。中醫一個換過一個，不斷地換，在一九八〇年代，我正在念博士班，每月收入約 15,000 元，然而光中醫醫藥費就高達 12,000 元，是很大的經濟壓力，即使以現在的物價來看也是可觀的數字，但為了治病，還是咬緊牙關治療。

所謂大國手、名中醫都看過了，剛看時有效，後來就失效了。一天，去聽了一位中國醫藥大學教授一場肝病相關的演講，對肝炎的發生、經過、治療有了更進一步的瞭解，後來我到台中找他就診，剛開始覺得不錯，但肝功能指數不久之後又回升，就這樣反反覆覆。

在一次看診完後，站在醫生旁邊跟診的學生對我說：「我的老師很忙，是位名教授，恐怕對你的病情無法深入研究瞭解，或是我來幫你看好嗎？」我答應了，於是我們開始透過電話聯絡，由他開藥給我，我回覆他服用後的反應，他甚至從台中北上來一起討論。於是狀況一天比一天好轉，太太每天為我煎煮中藥，我除了按時喝還帶到辦公室加熱著喝，就這樣子持續服用至少 2 年的中藥。慢慢病情穩定也正常了，血檢報告也正常，也沒再為了肝膽毛病看醫生，也就停止服用中藥，這一晃就是二十多年，直到發現肝腫瘤。

嘗試以氣功降溫中藥祛寒

當我做化療時，我的主治醫師介紹我去中醫部看看，尋求中醫協助，藉由中醫來調和、減少化療造成的身體虛弱與副作用，至今還在服用同一位醫師的科學中藥。

　　這幾年我總會在秋冬交替時發生一次感冒、咳嗽，都知道感冒要多休息、多喝水、補充體力就會痊癒，但當下咳得嚴重時不吃個藥又很難放心，又不想吃抗生素類的西藥，於是就自然想靠食療方式處理，像服飲薑湯、紅茶、蜂蜜等，只是效果總是有限。一天，我的體溫達 37.5 度，我想到以旋轉氣功讓身體降溫，於是便在家中客廳轉了起來，前後轉了近一個鐘頭，流了一身汗，果然降到 35 度，說明發燒時經過運動流汗，確實能讓體溫下降。有時身體發熱是因為內在溫度發散不出來，透過流汗來將積鬱的熱發散出來，人就輕鬆了。

　　但咳嗽與痰的問題並未解決，幾天後我在辦公室收電子郵件，突然看到朋友寄來一本電子書，它針對中醫傷寒病的前因後果、來龍去脈，配合作者個人行醫數十年以及數萬人的經驗，為人體內傷寒所帶來的病痛而提出論述、分析與建議。這是非常淺顯易懂的白話文，加上我對中醫已有些許瞭解，當下即決定要照這本書描述的方式、過程，幫自己的咳嗽症狀抓藥。

　　我到中藥行買了自己開的藥方，晚飯後吃了一包，睡前吃一包，隔天早上咳嗽好了七成，頓時信心大增，再吃兩包，幾乎過了一天到一天半就好了。是剛好到了痊癒的時機呢？或者是中藥的因素？無法得知。然而來年我感冒時又如法炮製，同樣治癒了咳嗽病症，對我來說十分神奇。

　　有一天，碰到一位咳嗽兩個多月未癒的同事，我分享了我的中藥經驗，他要我為他抓帖藥來試試，於是我依照他的症狀去中藥行抓藥，買了 3 天的份量。我們隔了一、二個月沒聯絡，某天在路上巧遇，問起他的感冒。他說服用了我給他的中藥後

就痊癒了。我替他開心，但不確定是不是客套話，剛好當天又遇到另一位同事，他主動提起那位服用了我的科學中藥痊癒了的同事，這時我願意相信是真的了。那是他的咳嗽本來就要痊癒了，還是我的科學中藥為他補上了臨門一腳，讓他好了呢？我想是那帖中藥為他驅除了體內殘留的最後一股寒氣，人就好了、咳嗽就結束了。

中西醫合體，整合性醫療才是患者之福

從傷寒雜病的理論中可以瞭解，疾病與身體的寒涼有關係。剛出生的嬰兒哪個不是身體暖暖的？然而現在的少男少女卻手腳冰冷者居多，在課堂上問起同學有什麼小毛病，手腳冰冷或是經期不順、疼痛問題都是熱門答案，這些都是中醫上寒涼體質的後遺症。之所以會如此，是從小喝太多冷飲與水果，吹了太多冷氣，加上不多運動、不認真多曬太陽，使得身體陽氣越來越虛弱，寒氣越堆越多造成了寒涼的體質，從而手腳冰冷、身體循環不佳，甚至氣滯血瘀，毛病慢慢找上身來。

美國有位已過世台籍中醫師叫做倪海廈，他是漢唐中醫學院院長，許多中外知名人士都向他學習中醫，相當具權威性，他說過一段話，我覺得值得深思：「西醫非常科技，但中醫也很科學，因為中醫探討的是人體的整體。西醫較偏重科技上的進步與檢測，但治療上有時偏於頭痛醫頭、腳痛醫腳。」

他的徒弟彙整出一套對於發燒感冒的科學中藥用藥建議，例如發燒咳嗽，首先依是否出汗、畏寒、咳痰是黃或白等症狀

選擇中藥藥方，是一個簡易且具邏輯規劃的方案，我覺得這非常的棒。同樣的概念並且可以延伸到廚房食材的挑選，雖然略有不同，但都是用自然的植物、礦物、中藥材、蔬菜水果來調整自己的健康，目的就是去除身體的寒氣。

過了一年，我又咳嗽了，於是照著倪海廈徒弟所製作的表格去中藥行抓藥，很快地解決了不適與感冒。我覺得這太有趣了，若不是以開放心態去嘗試，又怎麼會發現這些好處？不是說我不相信西醫，也無意批評中西醫的對錯好壞，而是若能中西醫搭配，使之有一加一大於二的效果，豈不更好？

另外，書中將身體的疾病分為傷寒、經絡、臟腑等一層層的關係，在經絡的檢測中可以透過能量的虛實、強弱找出病灶，進而處理疾病。書中的治療方式比較防範未然或追根究柢去驅除病根。現代人多陽氣不足，人較為虛弱而寒性，造成免疫力下降，主要的治療方法就是「祛邪扶正」，即排出寒毒、均衡的營養，就是健康保養的基本觀念所在。

書中也提到這位中醫師不太願意為罹癌者治療，因為不容易痊癒，醫師與病人也都容易感到沮喪，之所以不容易痊癒是生活習慣不良以及個性使然。這一點我深感認同，開刀、化療只是一時的緊急處理手段，若真要與癌細胞和平共處甚至療癒，就一定要去調整生活習慣與個性，身心靈同時精進改變才有可能。

大衛・賽文—薛瑞柏醫師並認為，治療疾病應有整合性醫療，不靠西醫就想要治好病是不可能的；全然仰賴西醫也不可能好得徹底。因此許多西醫以外的療法是重要的，必須受到重視。在美國、日本有許多整合醫療的醫院，雖然有西醫、放療、

化療、手術等，但同時有氣功、食療、心靈治療、團體療癒、心理諮商等共同治療癌症患者。

我認為很多理論是來自於成功經驗的累積，即使在科學上並未有統計分析、確切結果，也有許多無法如機器般反覆刻畫動作，製造出相同過程與結果，而使人認為不具科學。但各式療法卻又確實存在著成效，令人無法忽視，若能捐棄門派之見相互切磋交流，才是真正百姓之福。

許多人訝異我經歷過這麼嚴重的癌症還能存活下來，是個奇蹟。但我想，這是由於我願意去嘗試、去努力、去持續執行，並在好效果發生後繼續保持下去所得到的收穫，重複簡單的事，必將成就不簡單。

最後在這裏特別感謝戴承杰中醫診所的戴醫師、戴院長對我十多年來用中醫幫我調理，照顧我全家身心健康所付出的心力與關懷。具有中醫的調理，了解了身體陰陽寒熱的運作，五行五色，五臟五音才是身體整體健康的內涵。

早上一杯溫熱水，加上一本書，舒服、沉靜，如果你不相信、不喜歡中醫，現在開始認識還不晚；如果想保健養生，或病了、不舒服，接觸體驗中醫也不晚；如果打死不相信中醫，我只能說那是智慧問題，或是已有既有知識的障礙與執著。

博大精深、數千年的中醫藥，現代人不可不知道、不學習、不體驗，我不會害你們的啦……。真心希望你們健康，越來越好。看到越來越多的年輕人罹病、憂鬱，卻往錯誤的方向去找解藥……換條路走，新的光明前景很快就到。

35 ╱ 愛回來了，癌走了
──從家人開始改變

　　我有一位罹癌的朋友，他是一位公司的老闆。經營事業有成的老闆往往很有主見、很拗，雖然罹患癌症，但以為做了治療、控制得好加上運動就能有恃無恐了。從旁人看來，他的行為個性幾乎沒有什麼改變，他有一定的偏執，相信某些事情，包括醫生的類別或是一般人看似迷信的事物。就這樣，常常看到他高談闊論、頭頭是道，似乎什麼都懂，指正別人許多缺點，也聽朋友說他常在辦公室內發脾氣，對員工大吼大叫。我很擔心他，卻不知道該說什麼或能為他做什麼。

　　有一天，他的病情惡化了，就在他的身心無法承受之下到了醫院，親朋好友們忙著張羅他就醫，他的另一半卻對他似乎有些冷漠，顯露出不屑、活該的表情，才知道原來雙方關係並不好，顯然積恨已深。

　　一個癌症患者要痊癒並非容易的事，根據我的觀察，癌症患者往往有很複雜的情緒、家庭、人際關係的糾葛，這些有形無形的壓力或積鬱，長期下來是導致癌症的一大原因。當面對癌症時，家庭究竟是提供正面的作用力或是負面的反作用力，

對病情有重要的影響，家人該如何拿捏角色既是藝術也是學問，在這種危急時，協調出雙方一致的行動與方向是非常重要的。

若要我以最粗略的算術來估計，這位罹癌朋友痊癒的機率有多少？大概小於 1/4 吧，怎麼說呢，一個人罹癌後必然要下非常大的決心改變，是要改變、是要維持原狀，機率是各半，變或不變？當患者願意下定決心改變時，他的另一半、他的親屬又是怎麼樣的態度呢？是否願意為了病人一起改變，改變生活、飲食、情緒等等來支持？許多患者家屬是不願意的，因為習慣、因為過去的恩恩怨怨使然。換句話說，家庭支持力量是負面時，支持的動力不強，甚至不支持、任其自然發展、不抱著希望，如此一來即使患者想改變，也受到家庭的負面力量拉扯而打了折扣，痊癒的機會就剩下 1/4 了。

停止家庭的負面能量

許多病人在生活與工作上表現良好，回到家後卻回到舊有的習性與軌道上，所有的愛恨情仇、不好的情緒又在家庭中不斷上演。白天的開心、與人互動、學習與成長等成績，都在回到家後瞬間化為雲煙，即便是外人看他覺得已有進步，但終究流於表象，不再前進。家庭的負面力量持續發酵，原有的進步成果也將被磨盡，終有一天，健康狀況也將轉為惡化。

生病的人與健康的人觀念與想法往往是不同的，每位家族成員的想法與支持卻未必相同一致，並不因有人生病就有所改變，反而繼續責備、怪東怪西、落井下石，更甚之抱著「沒什

麼希望」的想法。在這種氛圍之下，家中的關係就是反作用力、向下拉扯的力量了。

我鼓勵生病的人一定要走出家門，去別的地方過團體生活，從中學習與別人互動的善良模式，學習到認錯、感恩、行動，把好的學習帶回家中，讓家人看到自己改變了的模樣，促使家人也跟著改變，從而形成良善的迴圈，也就增強了對抗病魔的力量。家庭的力量很重要，但究竟是扮演正向或反向的力量、向上提升或向下拉扯的力量，就端看家族的成員們怎麼做了。

沒有什麼病是不能治的，只要心態對了就一定可以治療的。我的朋友中，有太多太多的固執不變的患者，打從醫生、家人、親友都看到了現實，卻只有他自己仍然執迷不悟，有時真替他們難過，對自己太有自信，認為自己最棒、最有能力處理，對他人不相信，即便心中存在著不安，前往請教諮詢，卻只接受十分之一、十分之二，最終一無所成。所以修行是健康唯一的出路，離家是健康的開始。

我過去也犯了同樣的毛病，所以我今天用這樣的生命歷程，來體驗不平、不安對身體、對社會的影響，我希望今天努力能幫助更多人用一個平和、平靜的心態，用一個安和樂利的態度，來創造一個健康的人生與環境。當人心平氣和之後，才會有安全感，安靜下來，有了平、有了安，才有快樂，平、安、樂是依序產生的。我現在不太常生氣，也許起心動念間有所不平不安，但很快轉個念頭就放下了，人就輕鬆、喜悅、快樂了，然後健康就回來了。

現在人罹患癌症的重要原因之一是

負面的情緒糾結、委屈怨恨太多太大的壓力

造成身心的極端不平衡

親密關係扮演著重要的角色

相敬如冰 冷漠是最大的最殘忍的殺手

所以 我認錯了、我感恩了

這是很重要的一帖解藥

心毒若解 再來談吃的

最難的修行 在親密關係裡

在諸多關係裡，親密關係最難解脫了。因愛來到這個世界，最終也因愛最難解脫。世界最近的距離，最遠的距離都是因愛產生。近和遠，都產生於一個念頭的力量。要知道：親密關係的衝突，只是因為他沒有滿足你的需要，不是因為對方真的錯了。所以，一念天堂一念地獄。所以，愛有被動與主動，但是愛不要太多，人要多一點的是，善是孝。

36 ／ 給你一帖心靈逍遙散

　　有位在美國的華僑中醫師，他將上萬個病例統計分析後發現，他開出最頻繁的藥方是什麼？大家可以猜猜看，答案是「逍遙散」。

　　這帖藥使用頻率最多，代表現在人不夠逍遙的身心狀態。現在人壓力實在太大了，工作繁忙、勞累急促，身心無法真正的輕鬆自在，加上不能好好休息與睡眠，長期自律神經失調，造就許多慢性疾病乃至於癌症。

外在環境紛擾 身心緊繃

　　回頭看近期國內外大事，國際恐怖攻擊、總統大選紛擾、頂新集團獲判無罪、食安風暴等，使我們的心靜不下來。看見桌上擺著一本心靈雜誌，翻翻它、挑選有興趣的主題細細品讀，我發覺，其實讓心靈回歸平靜、充滿力量是有方法能辦到的。

　　這本雜誌深深吸引我，有幾個原因：我是一名癌友，幾年來親身經驗、心路歷程讓我深刻瞭解心靈對於健康的重要性。

在反覆學習與體驗過程裡，點滴的進步需要有人提點、輔導，甚至能有一位大師給予指引。這本雜誌文章中的論點、看法、個案訪談等，都讓我有極大的感觸。從與病魔搏鬥的過程，到逐漸走向康復，真正深切的體會到心靈的力量。

是什麼原因讓我們生病？歸因於身心出了問題；什麼原因讓我們恢復健康？也是身心放鬆，能量提升、免疫力提升的結果。所以，生病需要治療，但真正完全康復得要靠自己，自己的動力就來自于信念與想法。

心靈回歸平靜 人就安定

有句話說「萬法由心」，無論我們用了哪些方法，最後都要回到內心。藉此機會，分享幾個我很喜歡的佳句：「接納情緒，才會看見潛意識下的真實」、「心放鬆、身放鬆。壓力來自於太在乎外界的評價、對自己的苛責」、「人生重體驗，不必惹人厭；人生求氣長，不需比氣壯」、「找到心的自由，世間種種都是修行，找到光點，心自由了，命就好」。

回頭再看坊間的雜誌，無論財經、政治、藝術、旅遊等等，或許幫助我們提升了知識、品格與財富，但我的心靈導師，它引領我把自己的內在搞定了、擺平了，很多事情隨之迎刃而解。雖然人生難免經歷挫折，但是我透過這本雜誌的提醒，及發自內心的感悟，幫助自己找到安定的力量。

這兩年我對外的演講分享，特別喜歡講與心靈、健康有關的議題，因為真正能解決問題的答案在自己的內在。希望每個

人都有一本心靈雜誌，當然不一定是雜誌，而是書籍、音樂，甚至是朋友的陪伴，讓自己找到平靜的心靈。

37 / 找回真心快樂，
提升抗病力

　　最近，我利用暑假期間，趁著外出演講、上課或探訪親友的空檔，探訪病友或癌友。

　　我通常會問對方兩件事，第一件是你覺得你在什麼情形下感到快樂愉悅？第二件是，從過去到現在，到底心中有沒有跟哪個人過不去？這樣的不快樂是持續很久？

　　病人的身體要好轉，除接受正統專業的醫療外，自己可做的事情就是找回真心的快樂。「喜樂之心乃是良藥」，人人都能琅琅上口，但你真的快樂嗎？

　　快樂對身體健康的好處不勝枚舉，在生病之後，確實首要檢視的是，為什麼我不快樂？或我有真正快樂嗎？什麼因素、什麼事件、什麼人讓我如此的不快樂？

　　負面情緒帶來疾病造成不快樂的一項重要的因素，就是心中可能跟某些人過不去，可能是你的父母、配偶、子女、同事等。究竟這些人讓你不快樂還是你自己跟自己過不去？人與人之間如果一直為了你錯我對、爭執不休，怎麼會快樂得起來？當負面的情緒糾結在心裡，產生諸多矛盾，這就是生病的原因

之一，也是疾病無法好轉的原因之一。

有一個報導提及，一個人的疾病有 70% 與家庭關係有關，而罹癌也有 50% 與家庭關係有關。換言之，生病的人有 70% 的家庭關係是不和諧的，同樣的，癌症患者有 50% 其家庭關係是不和諧的。

過度關愛，徒增壓力

一位朋友介紹一對罹癌的夫妻朋友到我家，在互動的過程中，我發現甲方對乙方的照顧無微不至，想盡各種辦法幫乙方做飯菜、打果汁；但看著生病的乙方，其表情卻是一臉無奈甚至不以為然，這時，我瞭解到一旦雙方沒有良好的溝通方式，如果過度關愛，確實會造成另一方的負擔與壓力。

後來，我對甲說，你的關心和做法都很好，但如果能夠先詢問乙方的意思再去做，可能會讓對方更舒服或更心甘情願，這樣從中得到的平衡之道，也許會更好。

上面例子讓我們學到，大家總想把自己的主觀意識加諸在對方身上，希望對方照著走、照著做，因而產生許多不和諧與衝突，這種負面情緒壓力是造成身體疾病的重要因素。

當然，健康若要恢復，也要負面情緒因素快速消除，回到真心喜樂、輕鬆自在的狀態，但何其難呢？尤其面對健康出問題時，雙方都輕鬆不下來。

放開名利，反省自覺

那麼，生病的人怎麼辦呢？當事者一定要有所反省，為什麼我會生這個病？一定是我在過去的日子裡，生活、習慣、行為舉止難免有所偏差，經過長時間的積累、醞釀所產生的結果，如果能有所自覺、反省，把原因找出來，就是疾病恢復很重要的第一步。

如果覺得自己可能錯了很多，可以大哭一場，適時認錯，整個身心狀態舒緩下來，這就是療癒的開始，這時候身邊人、事、物、景，還有什麼好放不下、捨不得呢？不妨放開名與利、人情世故及那些恩恩怨怨，開始調整飲食、適量運動，重新來一個不一樣的生活，當然就會增加抗病、抗癌的決心，如此心念的轉變，就是力量的來源，要持之以恆，身體一定會越來越好的。

親愛的朋友，歡迎與我聯絡，我一切隨緣，你請我喝一杯咖啡，我給你 2 小時。這也是我真心快樂的妙方。

38 ╱ 心靈是療癒的關鍵

　　我現在的慣常飲食是兼具營養健康的清淡舒食，卻少了一份與媽媽親近的味道，我媽媽過世二十年了，大我五歲的姊姊也不在人世，印象中曾吃過姊姊煮的飯菜，但機會不多，她的作法跟媽媽很像，比較偏鹹、偏重口味。

　　有一年過年，我事先在台北煮好一些爸爸愛吃的菜、肉，部分在台中老家現場烹調，也邀請姊夫、外甥女一起過來，大家一起開心用餐。我問姊夫：「姊姊不在了，你都吃些什麼？怎麼做呢？」他說就是姊姊平常做的方法，照著做、照吃著，我又問，「那吃什麼呢？」他說一次做一鍋筍乾絲燉肉、海帶排骨湯、梅干碎肉等等，一次可以吃上一個禮拜。於是我說，「不如明天帶來大家一起吃，嘗嘗看姊夫的手藝。」姊夫的臉一臉燦爛，畢竟過往的日子中多是女人煮給男人吃，雖然我們這些男人多少會煮上一些，但都不是主流。

　　隔天姊夫開心地帶著三、四道下飯的料理來，我一吃馬上感受到媽媽的味道回來了，媽媽的手藝是記憶中永遠不會忘記的。這幾道菜喚醒了孩童時代的記憶，好親近的感覺，原來媽

媽把味道傳給了姊姊。姊姊在廚房中，姊夫在陪伴、學習中也將這幾道媽媽的味道給學了下來；如今姐姐不在了，這些媽媽的味道還是繼續流傳了下來，若非經由姊夫之手重現，我的孩子們也不會曉得這就是奶奶的味道。

重溫媽媽的家常味是我那年過年最開心的事，由此可以看出身體的細胞記憶是多麼牢靠而不容易破解，美好的回憶不僅一輩子不會忘記，還會想要去追尋它。同樣的，童年若是留下慘痛記憶、悲慘的歲月，那未來的人生很有可能是黑白的。

媽媽的味道更讓我體認到，所謂的遺傳不光只是細胞上、生理上，很多是環境—關係—食物的遺傳，這些遺傳所造成人的情緒、思維，快樂與否、乃至於病痛，都扮演著非常重要的角色。每個人內心深處都隱藏著非常多的故事，這些故事都影響著每個人的命運，如果我們想要有好的運、好的命，應該回頭看看我們那深藏數十年、隱藏著多少記憶的細胞。如果是壞的，應該認真地清除它、調整它、改變它，如果是好的，則要更加發揚、分享給更多人，幫助更多人。

放下執著己見，願意接受幫助

每次回去台中老家看爸爸，回來後就後悔，自責自己不該這樣說話、不該這樣反應，為什麼？這也是一種遺傳，一種關係的遺傳。幾十年來，父子的互動就是這樣的模式，爸爸百歲了，沒有人能夠撼動得了他、改變得了他，能改變的只有自己。可是每次看到自己還是跟以前一樣，搞得父親不愉快、自己也

氣呼呼的，想來也真是好笑。父子對話就是如此平凡，其中帶著深深的習氣。

　　從爸爸的言行舉止上我也看到了自己，他就是我的一面鏡子，我帶著太多他的影子，難怪女兒說我越來越像爺爺了。我說：「是的，爺爺的好，我必須保留著；爺爺的偏差，是我要避免帶給你們的。」看著爸爸諸多堅持與固執，想必是年輕時的顛沛流離所造成的性格特質，我心想：「一百歲的老人了，還有什麼看不開、放不下、容不了、捨不得？」但人就是說得容易，做到卻難。我一直想改變爸爸的觀念、想法與作法，但我完全錯了，雖然瞭解他的處境與想法，卻無法體會。我無法親身體驗、真實接觸，又怎麼能感同身受呢？就像身體的病痛，只有親自走一遭才能瞭解什麼叫癌症。

　　人的信念常常是根深蒂固的，在我的信念裡，媽媽的飯菜就是這個味道，代表溫暖與親情；爸爸的威嚴與治家方式就是如此強而有力，信念這樣緊抓著我們的思緒、未來的生活模式。信念又與觀念不同，觀念只是一種看法，一種表層的現象，也許隨著時空會有所改變，隨著人事物境會有所調整，但信念是不容易動搖的，牢不可破。將這些信念放在生活中，就是一種關係的遺傳、生活的遺傳，最怕的是這些遺傳裡面帶著深深的恐懼，我發現我的生活中一切，似乎都來自深深的不安與恐懼，進而影響我的生活與健康。人們往往認為這些不會有影響，但有句話說：「沒看到不代表不存在。」我們都不肯承認、不願意讓別人進入我們的心中，心是封閉的、冰涼的，跟著那牢不可靠的信念綁在一起，影響著我們的一生一世，關係著我們的

命跟緣。

　　或許很多人有這樣的經驗：突然胃或哪裡很不舒服，吃藥也沒什麼大作用，就是覺得不對勁。我的經驗是這時想想最近是不是有所恐懼？是不是太急了、太趕了、壓力太大了、求好心切了？是不是能夠放慢一點、放鬆一點、放緩一點？也許大家都知道，但就是做不到，就是沒時間，思緒就是那麼混亂，這時該怎麼辦呢？

　　來找我或找別人聊一聊，帶著一份討愛、謙卑、祈求的態度，請別人幫忙你，很簡單、輕鬆的坐下來，閉上眼睛、全身放鬆，從頭到腳徹徹底底的放鬆，讓別人在你身上敲敲打打一陣子，打個嗝胃痛就好了，就不脹氣了，就是這麼簡單。忙碌的生活常讓人氣滯血瘀，這個觀念許多人都懂，可是有個信念卻打不破，那就是「不願意表現出需要人說明的樣子」。

真心給予才會快樂

　　身體是極為精細的系統，既然是系統，最重要的就是平衡。任何事都需要平衡，生活也要平衡，在這個充滿競爭的環境裡，我們的平衡不斷被打破，如果一個家庭裡男人和女人不斷競爭，家庭和孩子將首先受害，因為這是一個極度不平衡的夫妻關係與家庭氛圍。在身體裡面，這個精微的系統有個脈輪，稱為「七輪」。如果男主人與女主人的生活步調不同、不和諧，又該如何一起前進呢？換句話說，夫妻的脈輪是相同的、是同時前進的，若一個高、一個低，和諧的關係將被破壞，因此家庭中最

要避免的就是不要在孩子面前爭吵，尤其說出「我恨你」之類的字句，更是對孩子影響深遠。

我現在的體會是如何在生活中有機會透過宗教、瑜伽、修行與神合一，我願意相信這一切的給予都是因為有神。生命中不斷地累積東西，知識的累積、物質的累積，家中放眼所見都是這一輩子的累積，這麼多的累積，是不是應該有所清理打掃？最好的方法就是送出去給別人。真心的給予，會讓人得到真正的快樂，請問你會送一顆真鑽給別人嗎？不會的，真鑽都是留給自己用的，若要送人必定是送一顆假的鑽石。這就是人性。

如何把自己最心愛的東西舍出去，就是我努力學習的功課。依照印度霎哈嘉瑜伽母親的說法，有氣喘的人要能夠得到療癒，需要處理的是父親的問題。換句話說，氣喘隱藏在內在的心理因素是與父親有關，帶著太多負面的關係，需要去回顧、反省、瞭解、解決。她還說，如果人的靈量沒有真正的提升，還是無法治癒的。癌症真正的原因是一種心理的問題，心理的能量長期低落所造成的極度不平衡的結果，把靈量提升，重建一個人的活力與光明，癌症自然不是病而可以痊癒。經過十年的學習與體驗，我深信心靈是一切療癒力量的關鍵。

39 / 健康複利：時間花在哪裡，健康就在哪裡

我們常說投資獲利需要時間，許多東西都要靠時間的累積才能有效，時間是很重要的因素，健康也是一樣。舉例來說，每天讓我的身心靈進步 1%，一點點、一點點地進步，3 個月後必有神效，變得更健康有活力、炯炯有神；相反的，若每天退步 1%，3 個月後可能會變蒼老了、變得無精打采。兩者經由比較後可以發現，數位上差距有 7 倍之多：

$$A = 1.01 \times 1.01 \times 1.01 \times \cdots \times 1.01$$
$$B = 0.99 \times 0.99 \times 0.99 \times \cdots \times 0.99$$

一年下來就更為龐大，每天進步 1%，不斷複利計算，所以若要有成效，就要持之以恆來確保效果。

總之要確保健康、看出改變，就需要時間，要做不難，但要持之以恆就難了。正所謂「掘井九軔而不及泉，猶為棄井」，又比如「行百里者半九十」都在勸勉人不要半途而廢。我蔬果汁喝了 13 年多、旋轉功練了 8 年、呼吸法練了 8 年、靜坐泡腳

也做了 7 年，其他活動與有益身心的事也使其成為慣常。簡單的動作持續做就會產出成果，如何使其出現效果，就看大家是否願意改變並持之以恆去做，若不持之以恆，前面各種感恩、悔改、行動就都付諸東流了。

我認為堅持與固執是不同的，堅持是說最後的結果對他有幫助的，而他持續去做，做對的就是堅持；固執則是相反、無法變通，最後的結果對他有害，而使他不斷走偏。無論如何，時間會應證結果的對錯，人生病正是以前偏了，也就是「積、漸、蘊、釀」，各種不好的東西越積越多；反過來說，身體要變好也同樣需要累積，很多事情都有正反面，若能明白這點，就能明白持之以恆的重要，讓自己更靠近成功。

40 ／ 心——平和的心態

前北醫校長許重義博士／醫師曾給過我一段話，他說：

Dear 柏樫，首先要感佩吾兄兩度打敗惡癌，仍然維持健康的破記錄成就。很抱歉在讀完大作《降癌 18 掌》，直到現在才感恩回覆，非常感佩。

吾兄抗癌的毅力與空前絕後的佳績，心靈 or Psych immunology 是打敗癌症的絕招，吾兄應可以成為此一突破傳統領域的當代宗師。

前耶魯大學癌症外科醫師 Dr. Bernie Siegel 在經歷一次他的一位癌末病人棄他而去，並且自己克服癌末惡況之後，因此放下屠刀，立地成佛，改變以引導正向心靈，幫助癌末病人，因而成為世界 20 名身心靈大師之一。

西醫治癌之成績，過去 60 年，癌末病人自求多福，不藥而癒的例子也不少，吾兄兩度抗癌成功，應可列入金氏記錄，敬祝從此與癌症永遠說再見，也敬祝新的一年，闔第平安健康順

利圓滿幸福成功！

重義敬祝

　　如何將我自己時時刻刻的擺平，是人生最大的修煉，如何擁有一顆平和的心態呢？平常心、平衡狀況、平坦、平靜……常常保持平和之心，不因人事物境而心生波瀾，平和愉悅真的很不容易，因為念頭與情緒牽動著身體裡每一個部位。

結語
大道至簡的智慧養生
——排毒紓壓享瘦防癌的五字訣

　　經濟富裕，溫飽不是問題之後，大家重視養生，養生最核心的精神應是「趨吉避凶」，也就是公共衛生提到的健康促進與保護健康。歸納下來，個人心得是「大道至簡、以道馭術、道法自然」，任何養生方法要能長久，必須回到自己的內在、自信與本性。

　　養生的核心結果就是讓氧氣充足、身體溫暖，精髓是「平和的心態、均衡的飲食、適當的運動、充足的睡眠、靈性的提升」這25個字，也可以再簡化為5個字，也就是「心、動、吃、睡、靈」。養生最重要持之以恆，要不要，願不願意是起心動念最根本的態度，如果本身沒有意願，再好的理論都沒有用。再來是持久，堅持才能夠永保成果，誰能夠做又做得久，是最後的贏家。

　　坊間養生方法非常多，個人覺得一定要回歸簡單、自然，搭配醫療，才是永保安康的整體養生概念。

　　養生這條路上，最大的敵人是自己，是自己的慣性、惰性與本性。現在社會就是一個快，一個忙，甚至亂，維持平和心態更顯重要。覺察自己需要養生，有益健康，這樣的心志意念必須處在相對安靜的環境。「靜」是養生首要，要靜就必須先

定下來，不再匆匆忙忙，停止不必要的事情，包括思緒。

消除負面情緒

　　如何練習靜？大家耳熟能詳的呼吸練習，包括腹式呼吸、打禪、打坐、盤腿都可以，我靜心的動作就是自然坐著，無聲無息空空洞洞坐著，不需要擔心思緒太多，讓他來讓他走，好好靜個 5 分鐘、10 分鐘，每天持續。

　　我們為什麼難達到平和的心態，因為內在充滿負面情緒。所謂七情六欲，七情包括喜、怒、哀、懼、愛、惡、欲，七個情緒只有兩個是正面的，喜跟愛，其他都是負面的。我們容易處在負面情緒，隨時埋怨、記恨、煩惱。為了消除負面情緒，要請大家隨時懺悔與感恩，與自己、別人和解。

　　如何練習靜？大家耳熟能詳的呼吸練習，包括腹式呼吸、打禪、打坐、盤腿都可以。 運動很重要，有人練功、有人打太極拳，都很好，但不要過度，且持之以恆。運動促進血液迴圈，讓人喜悅、提升副交感神經、活絡身心、抱著喜悅心情，才有更好效果。「步行」是長期執行的方案，此外我會做較多經絡的疏通，包括敲打身上經絡、指壓，自我按摩調理，曬曬太陽。

立刻做些改變

　　民以食為天，大家都希望吃得健康又美味。我每天喝蔬果汁，裡頭有 20、30 種食材，還會吃五穀雜糧飯或粥，一個早上

可以吃上 40、50 種食材，多樣、均衡。有了基本均衡的營養跟補充，身心，排便、體能都舒暢。

　　心、動、吃，都搞定了，還會睡不著嗎？睡不好很大原因就是想太多、靜不下來，內心有太多的矛盾糾結、煩惱、干擾。當個人「心動吃」平衡，自然一覺到天亮。

　　靈性的提升，可以藉由修行來達到。但如何修行呢？最重要的就是要快樂！正能量自然充沛，外邪不入。快樂其實很容易，大家都知道的知足常樂，行善最樂，自得其樂，樂在其中。我願意在我有生之年幫助更多的人，離苦得樂！

　　道法自然，回歸最自然最自信的方法，在生活中落實，持之以恆。不需要花很多的錢，不需去尋覓複雜的方法，最好的方法就是有正確的觀念與態度。只要從今天做一些改變，明天必定比現在更加健康。

癌友常見的提問

一般人、癌友們最常詢問的問題彙整：

❶ 回想過去，剛得知自己罹癌的時候，當下的想法是什麼？

當時第一個想法是晴天霹靂，因為知道病情不樂觀，覺得自己應該是死定了。

❷ 面對一次又一次的化療、放射治療，您是怎麼去克服，努力戰勝病魔的？

人在面對病魔的時候，一定要改變，把過去不好的習慣通通拋棄，持之以恆的去面對這些艱難的治療過程，這樣人生才有逆轉勝的可能。

❸ 是什麼樣的信念，支持你這幾年來，一直不間斷的持續去宣揚這樣的健康飲食？

因為痛過才知道這個過程有多痛苦，才會想要以自身經歷去分享給更多癌友，最棒的就是可以看到他們給我的回饋，不斷地進步。

❹ 罹癌時，家人在當時有給您怎樣的支持與協助嗎？

我爸爸曾經說過：不要怕死，就不會死，他以這句話給我很大的鼓勵，去面對病魔，然後太太也一直在我身邊無微不至的

照顧我。在當時我剛開完刀，我就住在西華飯店住，太太都會來幫我按摩，她在當時就一直研發蔬食料理，讓我從飲食開始做改變。

❺ 有沒有特別讓你印象特別深刻的粉絲朋友？為何會讓你印象深刻？

因為抗癌這條路很艱辛，要成功要有很大毅力去堅持，有些癌友原本末期或是四期，他們有照我的方法，然後一步一步復健、治療，最後漸漸恢復正常、停藥，看到他們漸漸恢復健康，也會跟著一起為他們開心，這就是一種持續的意念，活下去的動力，你想不想改變？改變，這就是抗癌成功的第一步。

❻ 您曾在您的著作《降癌 18 掌》中提到生活態度的改變，也會影響抗癌的效果，能否舉幾個例子與我們分享？（知足常樂、為善最樂，認錯、懺悔、不怨人、感恩，相信、信仰，發大願助人）

我太太就有跟我說過：你以前喜歡吃的東西都不要再吃了，喜歡的東西也不要喜歡了，前面說過抗癌的第一步就是要改變，身心靈的改變也是一種改變，這也是抗癌很重要的一環。

❼ 書中有提到排毒也是抗癌成功很重要的因素，可不可以跟我們分享一下排毒的基本概念？如何依靠飲食排毒？

這最基本的概念就是，把身體清理乾淨，控制好進跟出，好的東西可以一直吃，吃多元一點，壞的東西少吃。同理，情緒

上也是要控制進出啊，有時候哭一哭，也是一種抒發，心情的轉變也是一種轉變。

❽ 你覺得癌症最可怕之處在於什麼地方？

癌症可怕的地方在於，在心靈上，它會帶來巨大的恐懼，在生理上，它會嚴重破壞你的身體，身心靈都會受到嚴重的創傷。

❾ 你會怎麼給罹癌的病友們什麼樣的建議？

第一步就是要建立正確的認知，那就是要改變，你過去做過的，就不要再做了，嘗試新的東西。

再來就是多吃健康的食物，改善自己的體質。

❿ 現在抗癌成功後，在心境上跟過去的自己有哪裡不一樣？

我覺得最主要是在心境上的不同，不論是對人、對事、對物，不再刻薄，和和氣氣的對待每一件事物，讓自己處在和諧、平和舒服的狀態。

⓫ 從您的抗癌經驗中，預防癌症有沒有哪些方法，可以讓觀眾朋友先開始行動的作法？

第一，就是排毒進出的觀念要有，再來可以慢慢從早餐一天一杯蔬果汁、養生粉嘗試看看，也可以參加一些心靈成長的課程，主要你要有想要改變的心，只要你有這個意念在，就可以做到。

⑫ **一般上班族，外食族的朋友，你會怎麼建議他們健康飲食？**

你要先問問自己，想不想過健康的生活？當然外食族很難去避免，但是還是可以自己偶而回家裡煮啊，少吃外面高油高鹽的飲食，一樣可以從早餐一天一杯蔬果汁、養生粉開始。

⑬ **台灣是個飲料大國，尤其很多人常會天天來一杯手搖飲，你會怎麼建議他們？**

很多人每天這樣喝，可能是他們不清楚手搖飲料太冷、太甜，會導致你水喝不多，不利於你身體代謝，我建議可以從泡檸檬水開始改變，慢慢減少飲料的量，但還是一樣，你想不想改變？像是很多人也會喝市售的飲料啊，那些最好都不要喝，因為都會有很多添加物，多吃原形食物對身體才是最好的。

⑭ **媒體稱您為最會喝果汁的男人，可不可以跟大家說說，現打果汁的好處有哪些？果汁的配方有哪些？通常會怎麼搭配？**

第一個就是血液中抗氧化濃度會提高，這是有實驗根據的，再來就是氣色會變好，還可以減重，我一次都會打十幾種蔬果一起，營養變多，皮膚也會跟著變好，好處多多。

⑮ **如果要您推薦一項健康飲食的食物給大家，您首推會推薦什麼給大家？為什麼？**

其實沒什麼最健康的食物，就是多元的吃，營養均衡，當然還是有一些超級食物，像是高麗菜、蔥、薑、蒜，但原則就是

多吃綠色蔬菜，要一次吃進最多營養素還是喝蔬菜水果汁與五穀雜糧豆類食品加上好油好水最快。

⓰ 市售很多食品，都有很多食品添加物，要如何去挑選？怎樣的添加物是可以被接受的？

其實有一個「無添加協會」，可以給大家參考，大家可以去看看他們的東西，在挑選食品時多注意標示，當然在生活中，不可能一直都是這麼健康，但是就是少吃，整體的觀念就是能不吃就不要吃，要建立排毒的觀念，今天吃毒進去，就要想辦法排出來。

⓱ 對抗癌症這麼多年，過程中有沒有什麼感想或是收穫可以跟大家分享？或是對你而言這期間的人生意義？

癌症會給一個家庭造成重大的傷害，我嘗試過各種治療方式，最好的治療方式還是透過身體自我療癒的方式，像是現在，我覺得我比過去精神更好更健康，我做了改變後，有種破繭而出的感覺，改變了想法，現在開始回饋社會，分享我的成功經驗幫助更多的人恢復健康，讓我的人生更有意義

韓教授的養生食譜

山藥燕窩湯

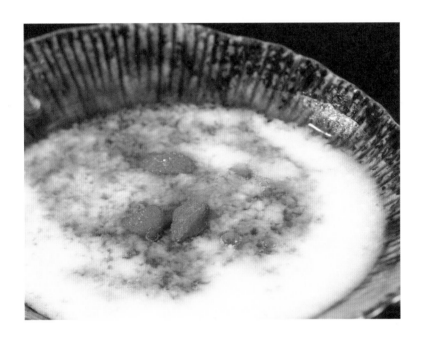

材料：去皮新鮮山藥 10 公分 1 段、冰糖適量、鹽適量、水適量
作法：

❶ 準備 1 大碗水，煮開。

❷ 用木湯匙，將山藥刮成泥，放入滾水中。

❸ 最後，放點冰糖、鹽，即可享用，吃起來的口感很像燕窩湯。

美味小祕訣：除了冰糖，也可以淋上黑糖漿食用。

鳳梨紅燒肉

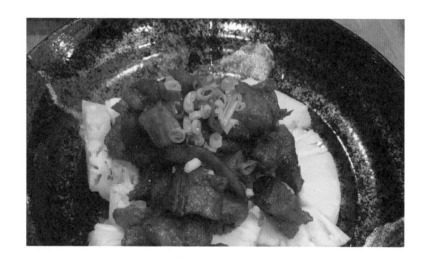

材料：鳳梨適量、豬後腿梅花肉適量、金門高粱酒適量、老薑片適量、醬油適量

作法：

❶ 豬後腿梅花肉平鋪在乾鍋內底部，加入老薑數片，蓋上蓋子小火加熱，待冒出蒸氣，再將豬肉翻面，繼續加熱。

❷ 豬肉熟透之後，加入金門高粱酒、醬油，繼續煮到醬汁收乾。

❸ 鳳梨切片，平鋪盤內。

❹ 最後，將豬肉覆蓋在鳳梨片上，即可完成。

美味小祕訣：❶ 此道紅燒肉不加水，但加了一些金門高粱酒，搭配木瓜、鳳梨、番薯都可以凸顯紅燒肉的香醇軟嫩。
❷ 肉質的選擇很重要，冰凍過後再退冰烹煮，味道都不太好，所以溫體豬買來後立刻烹調最為適當，尤其豬後腿肉更是軟嫩得宜。

黃豆牛蒡飯

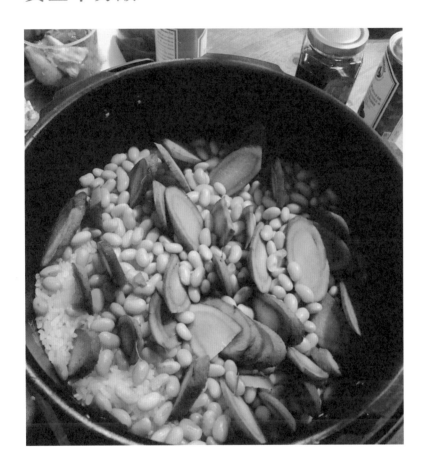

材料：糙米 1 杯、黃豆適量、蓮子適量、牛蒡 1 根

作法：

❶ 將糙米、黃豆及蓮子，分別各加 1 杯半的水，浸泡 1 個晚上。

❷ 牛蒡洗淨，切成片狀。

❸ 把牛蒡片、糙米、黃豆和蓮子，用電鍋蒸熟（外鍋加 1 杯水），即可完成

芋泥紅番茄塔

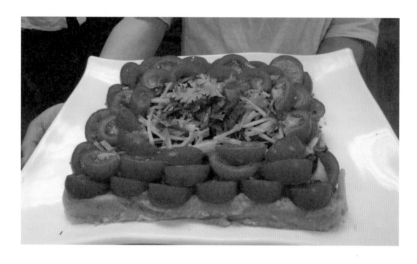

材料：芋頭 1 個、番茄適量、紫色高麗菜半顆、鳳梨心 1 個、
白芝麻適量、香菜適量

作法：

❶ 芋頭洗淨去皮、蒸熟，拌成泥狀，塑形成 2 公分厚的長方體。
鳳梨心洗淨切絲，番茄洗淨對切、紫色高麗菜洗淨切絲，備用。

❷ 依序在芋頭泥鋪上：一層番茄、一層紫色高麗菜絲、一層番
茄、一層紫色高麗菜絲……以此類推，堆疊至想要的高度，
但最上層是紫色高麗菜絲。

❸ 再鋪上鳳梨心絲、香菜，最後撒上白芝麻，即完成。

> **美味小祕訣：**除了芋泥，還可採用南瓜泥、番薯泥、紅豆
> 泥，但要注意不要太軟太濕。為了呈現此道料理更好的視覺
> 效果，可隨意變換水果和蔬菜，例如：綠色奇異果、鳳梨、
> 芒果等，都是不錯的選擇。

小米紅豆糕

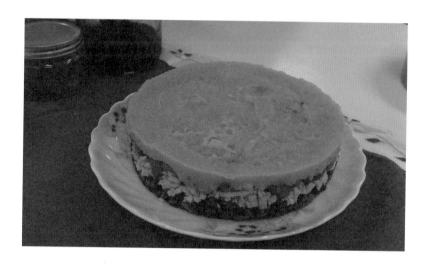

材料：糙米半杯、小米半杯、紅豆 1 杯、台糖二號砂糖 4 兩、
水適量

作法：

❶ 糙米、小米洗淨，分別各加 1 杯半水，浸泡 24 小時；紅豆
加 1 杯水，浸泡 12 小時。

❷ 將作法 1 的糙米和小米，分別放入電鍋，外鍋加 1 杯水，煮熟。

❸ 把泡好的紅豆，連水放入電鍋，外鍋加 1 碗水，煮熟。

❹ 砂糖入鍋，用小火煮成糖漿，熄火，加入熟紅豆，攪拌均勻，
備用。

❺ 準備大的圓形容器，最下面一層鋪上熟糙米、中間再放入熟
紅豆、最上面再蓋一層熟小米。

❻ 稍稍冷卻後，倒扣在盤中，即可像蛋糕一樣切片食用。

> **美味小祕訣**：可依個人喜好，食用前淋上百香果醬等各種果醬。

覆盆子綜合沙拉

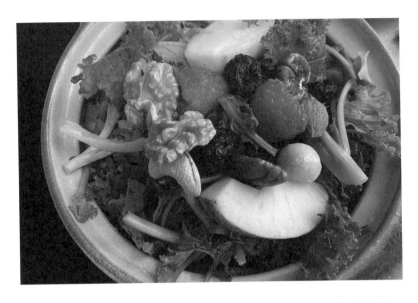

材料：各式生菜 1 人份、冰花適量、覆盆子適量、藍莓適量、核桃適量、蘋果適量、夏威夷豆適量、葡萄乾適量、各式油品適量、巴薩米克醋適量

作法：

❶ 各式生菜洗淨、濾乾，盛盤。

❷ 加入冰花、覆盆子、藍莓、核桃、蘋果、夏威夷豆、葡萄乾，須注意食材擺放位置，是否能夠呈現出較佳的顏色搭配。

❸ 再淋上各式油品與巴薩米克醋，即可享用。

> 美味小祕訣：此道沙拉的特點在於凸顯覆盆子的鮮紅，讓人產生食欲。

超級蔬果汁

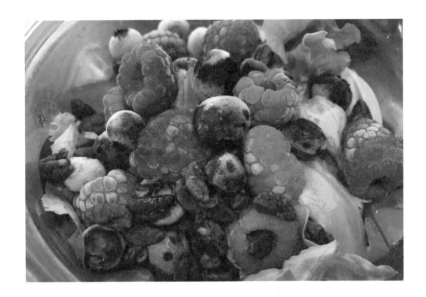

材料：甜菜根、番茄、胡蘿蔔、蘋果、檸檬、鳳梨、奇異果、薑黃、
黑胡椒、薑黃粉、辛香料、小黃瓜、綜合莓果、濃縮礦
物質液、余甘子粉、五穀粉、豆漿、鹽，分量皆依個人
喜好適量取用。

作法：將所有材料洗淨並處理後，放入果汁機中，攪拌均勻，
即可享用。

美味小祕訣：

❶ 蔬菜的量大於水果的量，再加入各式堅果種子，可以平衡蔬
果汁的味道，增加綿密的口感。

❷ 將健康天然食品，例如：余甘子粉、五穀養生粉、靈芝多醣
體萃取物、黑瑪卡粉等加入，可加強蔬果汁的營養，有助增
強人體抵抗力。

後記
助人，是最好的生意

　　2016 年商業周刊第 1476 期的封面談到助人 —— 是最好的生意。這是全球九大商學院最熱門的一堂課，開一間公司做好事。

　　臉書佐伯格和比爾蓋茲搶先把社會問題變商機。受到這個訊息的影響，它深深地埋在我的心裡，也許有一天會讓它萌芽，開花結果。

　　2022/10/28 是我退休後的第一個生日。

　　生日 我有 3 個心願

一、我與大家都平安、健康

二、希望大家減少不需要的食品與添加物加工品

三、回歸植物系自然飲食與生活，讓心靈提升普及，自療先於治療，食物重於食品，廚房取代藥房，實踐才是唯一，成為大道至簡、以道御術的基本核心主張與價值。因此，我從科學走向哲學，邁向玄學。所以傳播知識、分享產品、服務諮詢，是健康產業的內容。

　　因此，2021 年成立元識覺健康生活有限公司，公司名由石碇龍安聖殿關聖帝君降旨取名，2021 年建構官網【韓教授的書店】

女兒發想取名，2021 年新創品牌韓養—韓教授的養生囑，分別由兩位學生／朋友取名。

2021 年龍安聖殿殿主建議研發監製方便營養原型食物的韓教授活力養生粉。一盒訂價 999 元，關聖帝君前擲筊確認。

以上很多事情，順其自然，不再費心思量，交給老天神明決定。

2022 年 6 月，擲筊關聖帝君同意，由龍安聖殿殿主賜道號 - 天啟。批文如下：

賜韓柏檉 道號：天啟

柏檉吾生天啟子

天地萬物育生靈

啟發教授師之尊

天機藥石養身趣

帝君門生緣修啟

真善美德兼行道

悟性由心筆傳神

柏檜羅漢蒼松綠

檉柳搖曳清風生

以上說明，未來餘生的任務與使命。我接受與承擔。

2022 年 8 月，因緣具足，認識全球唯一台灣之光 - 天選之材，未來將天選之材＋天啟之人＝天作之合。天意如此，我將全力以赴，為癌友、為眾生健康挑選全方位適合的保健食品。此乃韓教授 10 年選一物的概念！

養生可以很簡單，價格可以很公道，人人都享受得到。

走一條不一樣的健康養生之路，實踐公共衛生精神的創新作法，時代在變，自己的健康自己關心。

愛自己，就是明明白白、清清楚楚，什麼是該與不該。

韓教授的活力養生粉

活力養生粉是我健康生活養生的必備食物，為了分享與傳播天然食物、全營養補充的需求與概念，我研發請廠商生產了這一款——韓養活力養生粉！市面上的穀粉種類非常多，只是我的心靈導師要我找一個簡單的、天然方便的養生食物跟大家分享健康，而且要容易操作，重點在分享健康的生活態度，就這樣和大家簡單分享，隨緣囉！

若對活力養生粉有興趣，歡迎至【韓教授的書店】參考：https://bchan.shoplineapp.com/

【韓教授的書店】QRCode：

越自然越抗癌
清除癌細胞，找回自癒力
以愛抗癌，啟動一個全新的自己

作　　者—韓柏檉

責任編輯—呂增娣

封面設計—楊雅屏

內頁設計—楊雅屏

行銷企劃—吳孟蓉

副總編輯—呂增娣

總 編 輯—周湘琦

董 事 長—趙政岷

出 版 者—時報文化出版企業股份有限公司

　　　　　108019 台北市和平西路三段 240 號 2 樓

　　　　　發行專線—(02)2306-6842

　　　　　讀者服務專線—0800-231-705 (02)2304-7103

　　　　　讀者服務傳真—(02)2304-6858

　　　　　郵撥—19344724 時報文化出版公司

　　　　　信箱—10899 臺北華江橋郵局第 99 信箱

時報悅讀網—http://www.readingtimes.com.tw

電子郵件信箱—books@readingtimes.com.tw

法律顧問— 理律法律事務所　陳長文律師、李念祖律師

印　　刷— 勁達印刷有限公司

初版一刷— 2023 年 01 月 20 日

初版二刷— 2023 年 02 月 18 日

定　　價— 新台幣 460 元

越自然越抗癌 清除癌細胞，找回自
癒力：以愛抗癌，啟動一個全新的
自己 / 韓柏檉著 . -- 初版 . -- 臺北市
: 時報文化出版企業股份有限公司,
2023.01

　　面；　公分
ISBN 978-626-353-390-5(平裝)

1.CST: 癌症 2.CST: 健康飲食 3.CST:
心靈療法

417.8　　　　　　　　　111021840

ISBN 978-626-353-390-5
Printed in Taiwan

時報文化出版公司成立於 1975 年，並於 1999 年股票上櫃公開發行，
於 2008 年脫離中時集團非屬旺中，以「尊重智慧與創意的文化事業」為信念。

（缺頁或破損的書請寄回更換）